AF402060

ÉTUDE CRITIQUE

DES DIFFÉRENTS TRAITEMENTS DE

L'OPHTALMIE SYMPATHIQUE

PAR LE DOCTEUR

CHARLES ETIENNE

Ex-interne des Hôpitaux,

MÉDECIN STAGIAIRE AU VAL-DE-GRACE

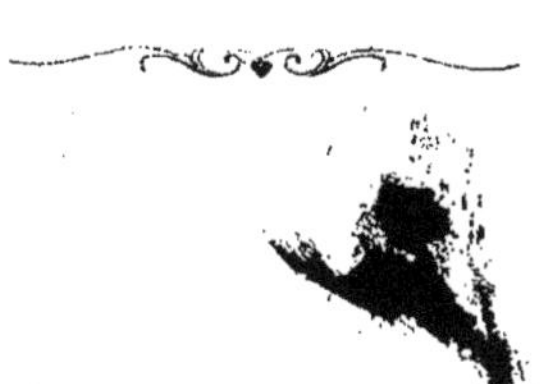

NANCY

IMPRIMERIE A. VOIRIN, RUE DE L'ATRIE, 23 BIS

1886

INTRODUCTION

On désigne sous la dénomination générale d'*Ophtalmie sympathique* toutes les altérations qui surviennent dans un œil sous l'influence d'une lésion quelconque de son congénère.

On conçoit l'importance de cette affection qui, si elle n'est pas enrayée par une thérapeutique active, sera pour le malade une cause presque certaine de cécité complète. Aussi, comme il arrive dans tous les cas de maladies graves, les méthodes de traitement ont été multipliées à l'envi, et la question du mode d'intervention est encore un des points les plus controversés de la chirurgie oculaire.

Essayer de mettre un terme à cette polémique, et de déterminer, par une étude comparative des différents procédés, le traitement auquel le chirurgien devra accorder sa confiance, telle est la tâche que nous nous sommes imposée. Pour arriver à ce but, dont nous ne nous dissimulons pas les difficultés, notre expérience personnelle nous serait d'un bien faible secours ; c'est pourquoi nous nous sommes efforcé de rassembler le plus d'observations qu'il nous a été possible de recueillir, et de ne nous prononcer qu'après avoir fait une étude attentive des faits, *sine ira et cum studio*.

Mais, avant d'entrer en matière, qu'il nous soit permis de remercier M. le professeur Heydenreich de la bienveillance qu'il n'a cessé de nous témoigner dans le cours de nos études médicales, et de l'honneur qu'il nous fait en daignant accepter la présidence de cette thèse.

Nous tenons aussi à témoigner à M. le professeur agrégé Rohmer l'expression de notre sincère gratitude ; c'est à sa clinique que nous avons recueilli nos observations ; c'est lui qui nous a donné l'idée première de ce travail, et c'est grâce à ses savants conseils que nous avons pu l'entreprendre.

Merci, enfin, à nos excellents camarades Adam, Fistié, Rémond et Saladin, pour l'empressement avec lequel ils ont mis à notre disposition leur connaissance des langues allemande et anglaise.

CHAPITRE PREMIER

HISTORIQUE

Il ne faut pas remonter bien haut dans l'histoire médicale pour trouver la première notion d'ophtalmie sympathique. A part quelques observations éparses dans la science et plus ou moins précises, il faut arriver jusqu'à Demours qui, en 1818, publia quatre observations complètes, et fit réellement entrer cette affection dans le cadre nosologique.

A peine connue de nom, elle s'imposa aux ophtalmologistes comme une maladie redoutable, contre laquelle il fallait lutter énergiquement. Aussi les contemporains de Demours ne s'attardèrent-ils pas aux petits moyens ; laissant de côté la serpentaire de Virginie et les sels volatils de vipère dont l'efficacité était plus que douteuse, ils cherchèrent dans le traitement chirurgical les armes que la thérapeutique médicale ne pouvait leur donner.

En 1819, un an après la publication de Demours, Wardropp avait, selon l'expression de M. Reclus (1),

____

(1) Reclus, Thèse d'agrég., Paris, 1878.

placé du premier coup la question sur son véritable terrain, en proposant de s'attaquer à l'œil primitivement lésé : « Et l'art enregistra une grande conquête le jour « où la chirurgie oculaire réalisa en pratique l'axiome « vulgaire que la suppression de la cause supprime « l'effet (1) ».

La difficulté de la question consistait à connaître cette cause que l'on avait si grand intérêt à supprimer. Aussi les premiers essais du traitement se ressentent-ils du peu de précision des idées pathogéniques. Wardropp, Barton, Taylor savent que la cause de la sympathie réside dans le premier œil ; mais là s'arrête leur science , et ils ne voient d'autre moyen que d'inciser largement cet œil et d'en vider le contenu. De Græfe devait arriver plus tard au même résultat en provoquant la suppuration du globe par le procédé infidèle et dangereux du séton.

Mais on ne tarda pas à se rendre compte de l'insuffisance de ces procédés ; l'ophtalmie sympathique n'en restait pas moins l'affection dont Mackensie avait signalé la gravité et la résistance à tous les moyens thérapeutiques.

C'est alors que commence, pour le traitement de l'ophtalmie sympathique, une nouvelle période, période de luttes et de progrès qui débute avec l'énucléation et n'est pas encore terminée de nos jours.

L'énucléation, aux débuts de laquelle se rattachent les noms de Cooper et Pritchard en Angleterre, de Bonnet en France , avait tout d'abord , par la sûreté de sa méthode, rallié tous les suffrages. Mais bientôt des protestations s'élevèrent au nom de la chirurgie conservatrice ; on se demanda s'il était bien nécessaire de sacrifier

_____

(1) *Bulletin et mémoires de la Société de chirurgie de Paris.* Rapport de Giraud-Teulon. Séance du 17 décembre, t. V, 1879, p. 934.

complétement le premier œil, et de priver ainsi le malade
d'un organe qui, dans certains cas, aurait pu lui être
conservé. On avait, du reste, sur l'étiologie et la pathogénie de l'affection, des idées plus complètes que celles qui
régnaient du temps de Wardropp ; et ce sont les progrès
réalisés sur cette question, et aussi la possibilité de recourir, en dernier ressort, à l'énucléation, si les nouveaux
essais ne réussissaient pas, qui justifièrent, jusqu'à un
certain point, les hardies tentatives chirurgicales que
l'on se permit à propos du traitement de l'ophtalmie
sympathique.

Ceux qui crurent voir dans le corps ciliaire et l'iris
l'origine exclusive des accidents pratiquèrent l'iridectomie, comme de Græfe, ou l'amputation du segment antérieur de l'œil, comme Watson l'avait proposé.

La théorie de Henri Müller, qui attribuait aux nerfs
ciliaires le rôle d'organe centripète de la transmission,
imprima une nouvelle direction aux essais thérapeutiques : chercher à interrompre cette transmission, tout
en laissant intact le globe de l'œil, fut dès lors le but
ardemment poursuivi par les partisans de la méthode
conservatrice. Proposée par de Græfe en 1866, pratiquée
pour la première fois l'année suivante par Meyer, la section des nerfs ciliaires ne répondit pas à l'attente de son
auteur, et son succès n'eut qu'une durée éphémère. Elle
eut néanmoins le mérite de préparer la voie à une autre
opération, dont les débuts furent retentissants. La section
des nerfs ciliaires étant reconnue imparfaite dans un
grand nombre de cas, il fallait en conclure à la fréquente
transmission de l'ophtalmie sympathique par une autre
voie, et revenir à l'ancienne théorie de Mackensie, la
transmission par les nerfs optiques, à laquelle Pagenstecher avait fait une si vive opposition ; plusieurs obser-

vations concluantes venaient du reste à l'appui de cette théorie. La section des nerfs ciliaires était donc insuffisante, et devait être complétée par celle du nerf optique : l'indication de la section optico-ciliaire était trouvée. A ce nouveau procédé se rattachent les noms de Rondeau, de Boucheron, de Schœler, de Dianoux, etc. ; pendant plusieurs années, cette question a passionné les ophtalmologistes ; le pour et le contre ont été discutés avec passion, et le débat n'est pas encore terminé aujourd'hui.

Récemment enfin, dans le but d'éviter les accidents de méningite qui peuvent survenir après la névrotomie ou l'énucléation, un nouveau traitement fut institué : l'exentération.

Proposée presque simultanément par Alfred Græfe de Halle, à qui revient la priorité, par Mules de Manchester et Mulder en Hollande, cette opération, qui en est à sa deuxième année d'existence, est de date trop récente pour qu'on puisse porter sur elle un jugement définitif ; elle a déjà, néanmoins, une histoire assez longue pour qu'on soit autorisé à en donner, sous toutes réserves, une appréciation.

Nous croyons devoir arrêter ici ce court historique qui n'est qu'un énoncé des différentes méthodes de traitement dans leur ordre chronologique.

Ces méthodes sont si variées, leur bibliographie est si riche, que, donner dans un même chapitre la liste des auteurs qui ont traité cette question, n'eût été qu'une longue et fastidieuse énumération de noms propres.

Nous proposant donc de revenir, à propos de chaque procédé en particulier, sur les détails de l'historique, nous nous contenterons de donner, par le tableau suivant, un aperçu général des différentes modifications qu'a subies le traitement de l'ophtalmie sympathique :

Traitement exclusivement médical...	Employé avant 1849 dans quelques cas d'ophtalmie sympathique. Proposé depuis par Tavignot (1849), Verneuil (1874).
Incision simple de la cornée.....	Wardropp (1819), Barton (1834), Taylor (1855).
Excision de la cornée........	Walton (1858).
Amputation du segment antérieur..	Watson (1862). Avec suture de la sclérotique : Critchett. Avec suture de la conjonctive : de Wecker.
Enucléation............	Proposée par White Cooper (1854). Exécutée pour la première fois par A. Pritchard de Bristol (1854). Son manuel opératoire a été régularisé par Bonnet de Lyon, en 1841, et modifié ensuite par Tillaux (1872).
Complétée par la résection du moignon.	Haskett Derby (1874). Landesberg (1884).
Iridectomie...............	De Græfe (1856).
Provocation de choroïdite purulente..	De Græfe (1858).
Blépharrhorapie............	Verneuil (1874).
Section des nerfs ciliaires......	Intra-oculaire : Proposée par de Græfe en 1866. — Exécutée par Meyer en 1867. Extra-oculaire : Snellen, 1873.
Section du nerf optique.......	Proposée par de Græfe. Exécutée par Wéber et Rheindorf en 1857, par de Græfe en 1867, par Landesberg en 1869.
Section optico-ciliaire....... (Enervation de Dianoux). (Avec résection du nerf optique).	Proposée par Rondeau en 1866. Exécutée par Boucheron en 1876, par Dianoux, Schœler en 1877, Abadie, Meyer, Chisolm, etc. Meyer (1880), Pflüger (1880), Schweigger (1884).
Exentération.............	Proposée pour la première fois et exécutée par Græfe de Halle, en 1884. Exécutée presque en même temps par Mules de Manchester, Mulder de Hollande. (Thèse de Daubenton).

CHAPITRE II

TRAITEMENT MÉDICAL

Nous ne dirons qu'un mot du traitement médical employé au début, alors que l'on n'avait aucune idée de la nature intime de la maladie ; son inefficacité l'a fait bientôt abandonner, et, si l'on y a recours aujourd'hui, c'est surtout pour compléter le traitement chirurgical. Cette médication, d'ailleurs, n'avait aucun caractère particulier ; on faisait le traitement des symptômes, et, comme l'inflammation sympathique se manifeste le plus souvent par des lésions de l'iris, il était tout naturel d'appliquer aux accidents qu'elle détermine le traitement de l'iritis.

Les moyens utilisés en pareil cas étaient assez complexes et, variables, du reste, avec chaque auteur, ils consistaient en émissions sanguines locales et générales, application de révulsifs, purgatifs, diurétiques et diaphorétiques : le calomel, à l'intérieur, jusqu'à salivation, associé à l'opium, était la base de la médication. On employait l'onguent belladoné à l'extérieur, sous forme de frictions, et, pendant toute la durée du traitement, le malade était condamné à un repos absolu et soumis à un régime antiphlogistique rigoureux.

Il n'y avait là, on le voit, rien de ce qui constitue une médication spécifique ; mais, en raison de la ténacité de l'affection et de sa gravité exceptionnelle, les moyens employés étaient plus énergiques, la thérapeutique plus sévère. 2

Quant aux résultats obtenus, ils étaient peu brillants : quelques améliorations passagères ; quelques fausses guérisons suivies bientôt de récidive ; le plus souvent, la cécité, après un laps de temps plus ou moins long. Mackensie dit n'avoir que très rarement vu se rétablir un œil atteint d'ophtalmie sympathique, il n'a eu qu'un seul exemple de guérison complète : c'était chez un malade traité par l'usage combiné du mercure et du sulfate de quinine ; un autre aurait été amélioré par l'iodure de potassium, après l'emploi du mercure jusqu'à salivation. Le même auteur a constaté aussi une sédation marquée des symptômes, par des inhalations d'éther sulfurique.

Quoi qu'il en soit, cette première période, pendant laquelle le traitement médical était seul employé, peut être considéré comme une période néfaste dans l'histoire de l'ophtalmie sympathique ; les quelques cas d'amélioration que l'on peut citer étaient de rares exceptions, et les cliniciens se sentaient désarmés devant cette redoutable affection qu'ils connaissaient à peine et contre laquelle ils n'avaient aucun recours.

Cependant, de ces tâtonnements, inévitables, quand on agit sans données précises, ressort un fait d'observation désormais acquis à la science et qui aura plus tard son utilité : dès le début, on a remarqué que, pendant la période aiguë, on ne devait point agir directement sur l'œil secondairement affecté ; on a proscrit collyres et pommades, comme ayant une action plus nuisible qu'utile. Nous verrons plus tard combien était juste cette observation que les partisans du traitement chirurgical n'auraient jamais dû oublier.

Les succès obtenus par une intervention plus active sur l'œil sympathisant firent bientôt passer au deuxième plan le traitement médical, qui pendant longtemps fut même un peu trop négligé.

Tavignot et Verneuil, cependant, tentèrent, mais sans beaucoup de succès, de le réhabiliter, et de lui donner la prééminence. Tavignot, qui attribuait à des névralgies ciliaires les douleurs de l'ophtalmie réflexe, préconise le calomel.

Verneuil, en 1874, recommande le sulfate de quinine associé à l'opium, et, dans certains cas, l'occlusion des paupières par la blépharorrhaphie. L'auteur a ainsi obtenu deux succès dans des cas très particuliers ; il ne s'illusionne pas, du reste, sur les indications restreintes de son procédé, qui, à notre connaissance, n'a pas reçu de nouvelle application.

Malgré les quelques exemples où le traitement médical a influencé favorablement la marche des accidents, son inefficacité, dans la grande majorité des cas, est aujourd'hui généralement reconnue ; si, dans un petit nombre de cas légers, il produit une amélioration, le malade n'en est pas moins exposé, tôt ou tard, à une récidive ; quand, au contraire, comme c'est la règle, l'amélioration ne se produit pas, ce traitement est, non seulement inutile, mais dangereux, en ce sens qu'il fait perdre au malade un temps précieux.

Employé seul, le traitement médical peut être presque considéré comme l'équivalent de l'expectation pure et simple, et, à ce titre, la plupart des auteurs sont d'accord pour le proscrire sévèrement ; mais tous, en revanche, d'un avis presque unanime, le recommandent avec insistance, comme le complément indispensable du traitement chirurgical.

C'est à ce point de vue que nous aurons plus tard à l'envisager de nouveau.

CHAPITRE III

TRAITEMENT CHIRURGICAL

En présence de cette insuffisance du traitement médical, on ne tarda pas à songer à une intervention plus active : la difficulté était de savoir sur quel point il fallait faire porter cette intervention, si l'on devait agir sur l'œil sympathisant ou sur l'œil sympathisé.

Les idées que l'on avait alors sur la pathogénie des accidents sympathiques étaient trop vagues pour être d'un utile secours dans une question aussi difficile. Demours, en 1818, avait résumé tout ce que l'on savait sur la question, en disant que l'œil sain est, par sa liaison sympathique avec l'autre, continuellement exposé au même sort. C'était déjà beaucoup d'avoir saisi la relation qui existait entre l'affection du second œil et celle du premier ; c'était bien peu, pour établir scientifiquement sur des données aussi indécises, la base d'un traitement rationnel.

Ce que l'on ne pouvait obtenir par une déduction scientifique rigoureuse, fallait-il le demander à l'expérience ? Mais l'ophtalmie sympathique, de date récente, offrait aux cliniciens, un champ trop restreint, pour qu'ils y pussent trouver une abondante moisson de faits ; et, d'autre part, l'extrême difficulté de produire à volonté l'ophtalmie sympathique empêchait de recourir à l'expérimentation *in anima vili*.

Heureusement, le hasard, aidé par un habile observateur anglais, vint, à propos, sauver la situation : Il existe, chez le cheval, une affection oculaire qui attaque d'abord un œil, puis l'autre, et finit par détruire la vision. Si le premier œil suppure et s'atrophie, l'autre reste indemne. Les vétérinaires avaient déjà fait cette remarque curieuse, et, imitant la nature, avaient coutume de détruire l'œil malade pour sauver l'autre.

A Wardropp revient le mérite d'avoir saisi la relation qui pouvait exister entre cette pratique en usage dans la médecine vétérinaire et le traitement de l'ophtalmie sympathique chez l'homme : « On pourrait, dit-il, obtenir aussi quelque avantage, « en appliquant avec discernement à l'homme, dans certaines « affections où le mal, attaquant d'abord l'un des yeux, passe « ensuite à l'autre pour y déterminer la cécité complète, l'opé- « ration qui réussit si bien chez les animaux. »

Dès lors, la voie est tracée, la direction principale est donnée au traitement, et la thérapeutique chirurgicale, si variée qu'elle ait été dans la suite, a désormais un but qu'elle ne perdra pas de vue, la suppression, en totalité ou en partie, de l'œil sympathisant, point de départ de l'affection.

Avant d'étudier les différentes modifications du traitement indiqué par Wardropp, occupons-nous d'abord d'une méthode moins rationnelle applicable seulement à quelques cas particuliers, et que l'on a voulu, pour un moment, ériger en méthode applicable à la généralité des cas ; nous voulons parler de l'iridectomie.

PREMIÈRE PARTIE

Iridectomie.

L'iridectomie est née du besoin de substituer au traitement de Wardropp une mesure moins radicale. On a cru lui trouver de nombreuses indications plus ou moins justifiées dans la suite, et l'on en a essayé l'application sur l'œil sympathisant et sur l'œil sympathisé. Etudions d'abord son action sur ce dernier :

I. — Iridectomie sur l'œil sympathisé.

Tous les auteurs sont aujourd'hui d'accord pour repousser cette pratique, et considèrent, non-seulement comme inutile, mais comme dangereuse, toute intervention sur l'œil secondairement affecté. D'ailleurs, les insuccès du traitement médical, dans les mêmes conditions, auraient déjà dû faire prévoir ce résultat. Depuis longtemps, on savait fort bien que toucher à l'œil sain pendant la période d'état de l'ophtalmie sympathique était une nouvelle cause d'inflammation ajoutée à celle produite par l'irritation réflexe, et qu'une simple instillation de collyre pourrait produire une recrudescence des symptômes (1) ; aussi, à la suite du traitement complexe appliqué à l'état général des malades, trouvait-on constamment cette simple mention concernant l'œil secondairement affecté : l'œil sain doit être tenu à l'abri de la lumière et soumis à un repos absolu.

---

(1) Siméon Snell : Trente-deux jours après une énucléation pour irritation sympathique, l'instillation d'une seule goutte d'un collyre à l'ésérine produisit, au bout de vingt-quatre heures, une violente attaque d'iritis. Opht. soc. of Great Britain and Ireland. May 1882.

C'est pour avoir méconnu cette maxime que les partisans de l'iridectomie. ont, à leur actif, bon nombre d'insuccès.

On fut amené à cette opération par les résultats heureux dus à la méthode antiphlogistique dans certaines formes d'irido-choroïdite (1). Le but de l'iridectomie était surtout de faire communiquer. les faces antérieure et postérieure de l'iris, de diminuer leur surface secrétante et de produire une déplétion sanguine locale et immédiate ; la pression intra-oculaire se trouvait ainsi fortement diminuée.

A l'appui de cette théorie, de Græfe cite un cas où une iridectomie, pratiquée au début, influença favorablement la marche de l'affection. Malheureusement, le procédé fut loin de répondre à la confiance qu'on avait mise en lui ; on usa et on abusa de l'iridectomie qui fut, dans certains cas, répétée quatre et cinq fois sur le même œil. Traitée dans ces conditions, l'ophtalmie sympathique eut presque toujours une issue funeste, et l'on ne tarda pas à reconnaître l'infidélité de ce traitement.

En 1864, Tavignot (2) tenta de le réhabiliter : guidé par ses propres recherches sur l'efficacité de la ponction de l'iris dans l'iritis idiopathique, encouragé d'autre part, par les succès de de Græfe, dans le glaucome au moyen de l'excision de l'iris, il se décida, par analogie, à essayer l'iridectomie dans l'iritis sympathique. Il cite, à ce propos, le cas d'une jeune fille de onze ans, dont l'œil droit avait été perdu à la suite d'une blessure par un coup de ciseaux ; cinq semaines après l'accident, l'œil gauche était atteint d'iritis sympathique. Le traitement consista en une large excision qui supprima un tiers environ de l'iris. Les symptômes d'iritis disparurent d'emblée ; la guérison s'effectua sans accidents ; elle persistait encore cinq mois après.

Nous ne voudrions pas faire à l'observation de Tavignot, non plus qu'à celle de de Græfe, l'objection banale que l'on a l'habitude de présenter en pareille circonstance, et dire que, dans ces

---

(1) Application du corémorphosis au traitement de l'irido-choroïdite. De Græfe : *Arch. f. opht.*, t. II, p. 202, Berlin, 1856.

(2) Iridectomie contre iritis sympath. — *Gaz. méd. de Paris*, 1864, n° 40, p. 142.

deux cas, les accidents ont disparu, parce qu'ils devaient disparaître naturellement, que la guérison a été obtenue non par
l'iridectomie, mais malgré l'iridectomie.

Toutefois, il faut avouer que l'on s'explique difficilement l'action de ce traitement. Qu'on en ait obtenu d'excellents résultats
dans l'iritis simple, dans l'irido-choroïdite idiopathique, dans le
glaucome, nous l'admettons sans peine ; mais de là, à conclure
par analogie à son efficacité dans les cas d'iritis sympathique,
il y a un abîme. Ici, nous avons affaire à une cause extrinsèque,
contre laquelle l'iridectomie n'a aucune action, qui harcèle l'œil
continuellement et annihile le peu d'amélioration qu'aurait pu
produire le traitement. Bien plus, cette plaie chirurgicale produite par l'iridectomie est une nouvelle cause d'irritation, et
vient encore diminuer la résistance de l'organe, ce qui explique
l'aggravation des symptômes observés dans la plupart des cas.
Et ce reproche, que nous faisons ici à l'iridectomie, est applicable à tous les procédés qui n'auraient pour objet que le traitement de l'œil secondairement affecté ; ils sont aussi peu
rationnels que celui qui consisterait à traiter au moyen de
révulsifs, par exemple, des ganglions enflammés dans l'ais-
selle, tout en laissant exposée à une irritation continuelle une
plaie de la main, point de départ de la lymphangite.

Et d'ailleurs, en admettant que l'iridectomie puisse avoir une
influence salutaire sur l'iritis, cette action s'étendrait-elle à
l'inflammation sympathique elle-même ? Qu'on nous permette
ici une courte digression qui fera comprendre notre manière de
voir. Depuis longtemps, on a une tendance à considérer les
diverses manifestations de l'ophtalmie à distance comme des
lésions pour ainsi dire indépendantes les unes des autres. On
n'étudie plus l'ophtalmie sympathique, mais les ophtalmo-
sympathies (Cuignet, Gruson), ou les accidents sympathiques
(Yvert, Warlomont). Nous croyons que cette classification, qui
veut faire de chaque accident sympathique une affection spéciale, bien déterminée, qui décrit une iritis, une choroïdite, une
rétinite sympathiques avec leurs symptômes, leur marche
propres et ne les réunit que par un simple rapport de causalité,

nous croyons, disons-nous, que cette classification est purement artificielle et ne doit être admise que pour simplifier l'étude de la symptomatologie.

Appliquée à l'étude du traitement, elle aurait une influence déplorable ; elle fait trop oublier parfois que l'iritis n'est qu'un symptôme d'une affection essentiellement mobile et envahissante qui, aujourd'hui localisée à l'iris, donnera demain une cyclite, prendra, dans huit jours, la forme glaucomateuse et pourra présenter plus tard tous les symptômes d'une névro-rétinite.

Aussi l'heureuse distinction établie par Vignaux, entre la névrose et l'inflammation sympathiques, doit-elle disparaître dans la question du traitement, ou du moins n'intervenir que d'une façon accessoire ? L'ophtalmie sympathique est *une*, le traitement doit être *un*.

C'est pour cette raison que nous considérons comme erronée, même au point de vue théorique, l'indication posée par Tavignot de l'iridectomie dans l'iritis sympathique. Quelle que soit l'efficacité que puisse avoir cette opération, son action ne peut être que limitée à un symptôme ; l'ophtalmie sympathique n'en existe pas moins.

L'expérience a d'ailleurs fait justice de l'iridectomie ; la difficulté de son exécution, les accidents qu'elle a occasionnés, l'ont fait promptement abandonner.

Pratiquée pendant la période aiguë, elle fut suivie, presque chaque fois, d'une réaction inflammatoire très vive, et, le plus souvent, des exsudats plastiques comblèrent rapidement la nouvelle pupille. De Græfe, du reste, voulait qu'on s'en abstînt tant que les phénomènes inflammatoires étaient à leur apogée et conseillait de ne la pratiquer que quand les exsudats, de jaunâtres, étaient devenus blanchâtres.

De Wecker est plus sévère encore, et, à son avis, on doit s'abstenir complètement de toucher à l'œil sympathisé, et c'est là aussi, dit Sœlberg Wells (1), l'opinion de tous ceux qui font

______

(1) *A treatise on the diseases of the eye* : London, 1870, p. 214.

autorité sur ce sujet, entre autres de Mackensie, Bowmann, Critchett, Lawson, Donders, Pagenstecher, etc. A cette liste, nous pourrions ajouter Mooren, Panas, Desmarres et un grand nombre d'autres des plus autorisés. — « Jackobson , dit Reclus (1) est peut-être le seul à prétendre que l'iridectomie échoue surtout, parce qu'on la pratique trop tard. »

La question est donc aujourd'hui définitivement tranchée ; on ne doit plus parler de l'iridectomie de l'œil sympathisé, comme traitement de l'ophtalmie sympathique.

Employée concurremment avec un traitement énergique portant sur l'œil sympathisant, l'iridectomie du second œil ne doit pas non plus être faite pendant la période aiguë ; cette règle ne souffre qu'une exception : c'est quand, la communication entre les deux chambres étant interrompue par des adhérences de l'iris au niveau de son bord libre, la pression intra-oculaire est fortement augmentée, fait bomber l'iris en avant et détermine une traction croissante sur le corps ciliaire ; dans ce cas seulement, une boutonnière faite à l'iris pourra être de quelque utilité ; encore sera-t-elle le plus souvent inutile, sinon nuisible, dans les cas d'exsudats plastiques qui ne tarderaient pas à combler la brèche faite à l'iris.

Nous n'avons pas à parler ici de l'iridectomie employée tardivement quand la période d'état de l'ophtalmie sympathique est passée ; cette opération, sorte d'iridectomie optique, qui n'a d'autre but que de rétablir une voie aux rayons lumineux, trouvera sa place à la suite de l'énucléation, comme complément du traitement de l'ophtalmie sympathique.

II. — Iridectomie sur l'œil sympathisant.

Appliquée à l'œil sympathisant, l'iridectomie se rapprochait déjà plus de la pratique des chirurgiens anglais, dont le but était de s'attaquer à la cause pour supprimer l'effet. Mais où résidait cette cause, dont la suppression, laissant intact le reste du globe, était le desideratum de la chirurgie conservatrice ? Mackensie

---

(1) Reclus, *loc. cit.*, p. 3.

avait placé le point de départ des accidents dans l'inflammation de la rétine propagée consécutivement au nerf optique. En 1849, Tavignot, s'appuyant sur cette remarque qu'avaient faite tous les auteurs, que les blessures du corps ciliaire étaient la cause principale des accidents sympathiques, imagina la théorie de la névralgie ciliaire : d'après lui, la cause première était une lésion de l'iris, déchirure ou corps étranger, qui, par l'irritation produite sur l'œil, provoquait une névralgie ciliaire, et consécutivement une congestion, puis une inflammation de l'œil sain. A cette époque, Taylor n'était pas encore venu compléter le tableau de l'étiologie tracé par Mackensie, et faire entrer les affections idiopathiques de l'œil pour une bonne part dans la production de l'ophtalmie à distance. Si la théorie de Tavignot était vraie, l'excision de la portion lésée pourrait supprimer la névralgie ciliaire, et arrêter les progrès de l'ophtalmie sympathique. Cette idée fut acceptée par ceux qui se résignaient difficilement à l'ablation complète de l'œil.

De Græfe, en 1857, se défiant de l'énucléation, chercha un autre moyen dans la pratique de l'iridectomie. Mais il ne tarda pas à être, un des premiers, convaincu de l'impuissance de cette opération et de nombreux observateurs en signalèrent les dangers.

Au Congrès de Heidelberg, en 1863, Critchett signale la difficulté et souvent l'inutilité de l'iridectomie. De plus, l'expérience démontra que, pratiquée pendant la période d'inflammation sympathique, loin d'influencer favorablement la marche de la maladie, elle ne sert le plus souvent qu'à donner un coup de fouet aux accidents inflammatoires.

De l'avis de Mooren, l'indication de l'iridectomie se présente bien rarement, et, quand on la pratique pendant la période aiguë de l'irido-cyclite, elle amène parfois l'éclosion des accidents à distance.

En 1874, au congrès de Heidelberg, on cita quatre ou cinq cas d'ophtalmie sympathique à la suite de l'iridectomie.

Enfin cette opération n'est pas seulement à rejeter en raison de son inutilité ou de son influence néfaste sur l'affection du deuxième œil ; elle a très souvent aggravé la lésion du premier œil, et d'après L. Gosselin et Longuet (1), « parmi les traumatismes chirurgicaux qui sont le plus souvent suivis de phlegmon, il faut noter surtout l'iridectomie, quand il existe des synéchies. »

L'excision de l'iris, pratiquée pendant la période d'état de l'ophtalmie sympathique, est donc un moyen insuffisant et parfois dangereux ; si elle a pu être de quelque utilité, c'est dans des cas tellement particuliers qu'il est difficile d'en tirer un enseignement pratique ; car, pour que l'iridectomie ait un effet utile, il faut que le point de départ de l'irritation soit bien réellement dans l'iris, et même dans la portion d'iris excisée ; il faut, de plus, que l'inflammation soit restée exactement limitée à la membrane irienne, conditions fort difficiles à réaliser et surtout à diagnostiquer. Risquer une aggravation des symptômes inflammatoires pour des avantages aussi précaires serait bien hasardeux, et nous ne voyons qu'une circonstance où l'indication de l'iridectomie puisse être prise en sérieuse considération ; c'est, quand le premier œil a conservé un certain degré de vision.

Cas où le premier œil a conservé un certain degré de vision.

Il est pénible, en effet, de sacrifier un œil, doué de quelque peu de vision que ce soit, dans le but de sauver son congénère. Et si encore ce but était toujours atteint, si le chirurgien, grâce au sacrifice du premier œil, pouvait donner au malade la certitude de lui conserver le deuxième intact, nul doute que ce sacrifice ne fût autorisé dans la plupart des cas. Mais la question est loin d'être aussi simple ; on connaît la ténacité de l'ophtalmie sympathique une fois déclarée, l'imprévu et la soudaineté des accidents qui, après un moment de calme, reparaissent souvent plus graves et plus rebelles. Ce qui fait que

---

(1) Nouv. dict. de méd. et de chir. prat. — Art. Ophtalmie. — *Phlegmon de l'œil*, T. XXIV, p. 508 (1877).

l'opérateur, en admettant même qu'il puisse mettre de son côté toutes les chances de succès, doit garder sur le pronostic la plus grande réserve. De là, pour le chirurgien, une position parfois embarrassante et délicate : un malade se présente à lui, atteint, par exemple, d'une iritis traumatique ; des traces d'inflammation sympathique apparaissent dans l'autre œil ; que faire ? L'œil blessé a conservé ou pourra avoir plus tard une vision utile, fort imparfaite, sans doute, mais suffisante pour permettre au malade de se conduire ; lui enlever cet œil, c'est l'exposer à une cécité complète, car on ne peut répondre absolument de la guérison de l'autre.

D'un autre côté, si l'on se contente de faire simplement l'iridectomie sur l'œil sympathisant, on n'est rien moins que certain d'améliorer l'œil sympathisé, et l'on risque de produire dans l'autre une aggravation des symptômes qui détruira le peu de vision qu'il possède encore.

. Quant à l'expectation pure et simple et au traitement médical employé seul, on en connaît les résultats déplorables ; l'œil sympathisé sera perdu presque fatalement, et le malade pourra se considérer comme très heureux si, consécutivement, la vision du premier œil n'est pas totalement abolie.

Reste à prendre une décision entre ces trois alternatives peu rassurantes. C'est ici le point délicat de la question pour la résolution de laquelle on conseille habituellement au médecin de s'en rapporter aux circonstances. Essayons de préciser un peu :

Il faudra d'abord compter sur la volonté du malade, auquel il sera difficile de faire comprendre exactement la gravité de la situation, et qui, par pusillanimité ou dans un but cosmétique, résistera aux conseils de son médecin. Mais admettons que celui-ci ait amené, par son éloquente persuasion, le patient à une docilité complète, et supposons-lui toute sa liberté d'action. Plusieurs cas peuvent se présenter, dépendant de la gravité des altérations de l'œil sympathisant et de l'œil sympathisé :

1° Le premier œil est très altéré : si le premier œil est malade déjà depuis un certain temps, si le point de départ de l'irritation n'est pas nettement limité, et si enfin cet œil est supposé ne devoir posséder que le strict minimum de la vision utile, à peine suffisante pour permettre au malade de se conduire, insuffisante pour lui permettre de vaquer à ses occupations habituelles, nous croyons qu'il y a contre indication à l'iridectomie. Et cette contre indication devient un devoir de sacrifier le premier œil pour sauver le second. quand celui-ci n'est atteint que d'irritation sympathique, alors que l'affection, traitée à temps, est curable dans l'immense majorité des cas.

Si au contraire les accidents de l'œil sympathisé affectent un caractère de malignité, on aura tout intérêt à ménager le premier œil, quelque faible qu'y soit l'acuité visuelle.

2° Le premier œil est relativement bon : dans cette circonstance, tous les efforts doivent tendre à conserver cet œil. Il peut arriver que le point de départ des accidents, blessure légère ou petit corps étranger, ne soit pas exactement diagnostiqué ; le corps étranger peut s'être logé, par exemple, dans les parties molles de la cavité orbitaire après avoir blessé le bulbe ; en cas de doute, s'il n'y a pas nettement lésion de l'iris, il faut s'en tenir à l'expectation simple ou au traitement médical, surtout si les accidents sympathiques de l'autre œil ont une certaine gravité.

La véritable indication de l'iridectomie se rencontre, quand la cause apparente de la sympathie est manifestement limitée en un point de l'iris, que ce soit une déchirure, une bride cicatricielle, un enclavement de l'iris ou un corps étranger. C'est surtout dans ces circonstances que l'on est redevable de quelques succès à la méthode conservatricé : par une iridectomie pratiquée sur l'œil sympathisant, on a certaines chances d'agir efficacement sur le deuxième œil, tout en conservant intact le premier.

On conçoit que les suppositions que nous venons de faire ne concernent que des indications générales, qu'entre celles-ci se trouvent une foule d'intermédiaires qui feront pencher, selon les circonstances, la balance d'un côté ou d'un autre, et ne laisseront pas que d'embarrasser fortement l'opérateur.

Du reste, ces cas particuliers sont moins fréquents qu'on ne le pense généralement, car, malgré leur grand intérêt qui leur vaut les honneurs de l'impression, on n'en rencontre que fort peu dans les publications d'ophtalmologie. Un des plus intéressants fait le sujet de la première observation de la thèse de Dransart :

Observation I.

Enclavement de l'iris. — Ophtalmie sympathique. — Iridectomie de l'œil sympathisant. — Amélioration. — Récidive. — Excision de l'iris. — Amélioration. (Dransart, Thèse de Paris, 1873. Obs. I. résumée).

Un homme de 26 ans était atteint d'une blessure de la cornée avec enclavement de l'iris ; le tiraillement de l'iris était la cause évidente des phénomènes sympathiques observés sur le deuxième œil ; la vision de celui-ci était moins bonne que celle de l'œil blessé.

On fit une iridectomie sur l'œil sympathisant, et le résultat momentané fut excellent. Mais bientôt les troubles revinrent avec la même intensité ; on essaya une iridectomie sur le deuxième œil : il y eut de nouveau une amélioration, puis une rechute.

L'œil coupable n'offrant d'autre symptôme que de la douleur au niveau de la cicatrice, on essaya de désenclaver complètement l'iris. Ce résultat ne fut obtenu qu'avec une extrême difficulté, et, pendant l'opération, le cristallin fut lésé. Malgré tout, les phénomènes sympathiques continuèrent à progresser, compliqués d'une cataracte accidentelle sur le premier œil, et, sur le moment, le résultat fut jugé déplorable. Mais, peu de temps après, les symptômes s'amendèrent, une amélioration notable ne tarda pas à se produire, et, en somme, on n'eut pas à se repentir du mode de traitement employé.

Voilà donc un malade qui réunissait les meilleures conditions du traitement par l'iridectomie ; son état n'en inspira pas moins de sérieuses inquiétudes, au point de faire douter pour un moment de la légitimité de l'opération.

Sans insister plus longtemps sur les indications de l'iridectomie, étudions brièvement la manière dont on doit la pratiquer dans ces cas particuliers qui nous occupent, et les résultats qu'on peut espérer en obtenir.

Une condition essentielle, c'est de pratiquer cette opération le plus correctement possible. On ne devra jamais oublier que tout tiraillement exercé sur l'iris, toute manœuvre hors de propos est une nouvelle irritation qui retentira du côté opposé. Et cette condition est d'autant plus difficile à remplir qu'en raison des altérations pathologiques le chirurgien n'aura presque jamais à faire une opération à temps réglé. L'épaississement du tissu irien, les synéchies antérieures et postérieures, la tension intra-oculaire qui fait bomber l'iris en avant, augmentent souvent la difficulté de l'opération, et exposent à des complications, telles que l'issue du corps vitré, ou la blessure du cristallin, comme dans le cas cité par Dransart.

Aussi, dans le but de malmener l'iris le moins possible, devra-t-on, une fois l'iridectomie décidée, la faire de la façon la plus large et la plus complète, de sorte qu'on n'ait plus à y revenir. L'excision devra porter sur une portion d'iris considérable et dépasser les limites de la partie lésée.

De plus, pour éviter un enclavement consécutif, cette excision devra être faite avec *régularité et précision*.

Enfin, la plupart des auteurs sont d'avis qu'il faut comprendre dans l'excision tout l'iris, de son bord pupillaire à son insertion. Dans une discussion qui eut lieu à ce propos à la société d'ophtalmologie du Royaume-Uni, M. Power (1), dont la compétence en cette matière est bien connue, professe que c'est une mauvaise opération, dans le cas où il y a hernie de l'iris, d'enlever simplement la portion prolabée ; dans ce cas il fait toujours une très large iridectomie.

M. Bowmann, président de la même société, insiste sur les conclusions de M. Power, et croit que l'excision de l'iris doit s'étendre à tous les points de la région malade.

Ces auteurs (2) semblent, du reste, restreindre à un nombre de cas très limités les indications de l'iridectomie dans l'ophtalmie sympathique.

---

(1) *Ophtalm. soc. of united Kingdom*, 19 mai 1883. Lancet, 1883, p. 868.
(2) Lancet, 22 mars 1884.

Siméon Snell a publié à ce sujet une observation intéressante :

Observation II.

(Résumée).

Prolapsus de l'iris de O. G. — Ophtalmie sympathique. — Excision de l'iris. — Guérison. Siméon Snell, *Ophtalm. soc. of united Kingdom.* Lancet, p. 183. 21 juillet 1883.

Un homme de trente-six ans se fait le 5 octobre 1882 une blessure à l'œil gauche avec une aiguille à emballage. Il se présente le 20 octobre, et on constate un prolapsus de l'iritis. Le 2 novembre, une inflammation sympathique débutait dans l'œil droit, et présentait le lendemain tous les caractères d'une iritis plastique. — Atropine et traitement médical. — Le 5 novembre, l'ophtalmie sympatique s'aggrave, et, le 6 novembre, on excise une large portion d'iris embrassant autant que possible toute la partie prolabée. Deux jours après l'opération, l'œil droit était amélioré ; l'iris se laissait dilater.

Le prolapsus de l'œil gauche ne s'est pas reproduit. — Deuto-chlorure de mercure à l'intérieur. — Le 13 avril 1883, $V = \frac{20}{20}$.

Il est regrettable de ne pouvoir trouver un certain nombre de cas aussi instructifs et aussi encourageants. Nettleship nous offre cependant encore un exemple :

Un homme, blessé à l'œil gauche par une aiguille, avait une déchirure de l'iris. Quelques semaines après, une iritis sympathique se déclare dans l'œil droit. — Le traitement médical est impuissant. — L'iris reste contracté. — Un prolapsus se produit dans l'œil blessé ; on en fait alors largement l'excision, et, deux jours après, l'iris de l'œil sympathisé était normal.

Malheureusement, ces cas sont si peu communs qu'on les cite comme de rares exceptions ; ils doivent être considérés comme devant réunir bien des conditions spéciales pour que l'iridectomie les influence favorablement. « J'ai fait, dit Mooren, (1) « cette opération dans des cas de contusion du corps ciliaire, « mais avec un résultat si peu satisfaisant que, presque tou- « jours, il a fallu en venir à l'énucléation ». Gayet (2) de

---

(1) Cité par Reclus, *loc. cit.* p. 115.
(2) Id.

Lyon dit aussi n'avoir jamais obtenu que des insuccès. — Après avoir parcouru les nombreuses observations des insuccès de l'iridectomie et du traitement médical employé seul, on se prend à se demander si réellement, dans certains cas, il ne serait pas préférable pour le patient d'être victime de la perte complète du premier œil, exigeant l'énucléation immédiate; une blessure qui, sans détruire complètement la vision, occasionne des accidents sympathiques, est tellement embarrassante pour le chirurgien, et tellement grave pour le malade, que, le plus souvent, elle finit par ne plus même laisser à celui-ci la ressource de l'énucléation, et se termine par la cécité complète.

Quoi qu'il en soit, on n'a pas le choix des procédés; dans bien des cas, l'iridectomie s'impose, et le peu de succès qu'on lui doit sont cependant suffisants, croyons-nous, pour légitimer cette intervention dans les limites que nous avons essayé de tracer. Nous ne parlons pas ici du traitement médical complémentaire, qu'on ne devra jamais négliger, et nous renvoyons pour cette question au chapitre de l'énucléation.

DEUXIÈME PARTIE

Opérations qui se pratiquent sur l'hémisphère antérieur de l'œil.

Nous réunissons sous ce titre plusieurs procédés qui ont entre eux des différences très marquées ; ce qui fait leur unité, c'est le but qu'ils sont destinés à atteindre, chacun par une voie différente et avec des résultats divers. D'ailleurs, le manuel opératoire employé n'est pas aussi varié qu'on pourrait se l'imaginer au premier abord ; on s'en rendra compte facilement en suivant la série des modifications qu'il a successivement subies, depuis le traitement des vétérinaires anglais jusqu'au procédé le plus perfectionné d'amputation antérieure de l'œil.

Un mot d'abord sur le but que poursuivaient les auteurs de ces traitements. Dès que Wardropp eut émis l'ingénieuse idée d'agir sur le premier œil pour préserver le second, la question du mode d'intervention, placée sur ce terrain, pouvait recevoir deux solutions : le siège du point de départ de l'irritation étant reconnu dans le premier œil, il fallait ou supprimer ce point de départ ou interrompre toute communication entre lui et l'œil sain. C'est par cette dernière solution que nous verrons plus tard imaginer les divers procédés de névrotomie ; mais au début les théories sur la transmission de l'ophtalmie réflexe étaient trop vagues pour donner lieu à une telle innovation ; la première idée s'offrait beaucoup plus simple et d'une exécution plus facile, elle fut adoptée sans conteste. Et c'est elle qui sert de base depuis Wardropp à toutes les méthodes de traitement adoptées, la névrotomie exceptée.

Mais ici encore, il y a une distinction à faire. Ces méthodes, disons-nous, ont un but unique, la suppression de la cause de la sympathie, cause siégeant dans le premier œil. Eh bien, cette suppression peut être obtenue par deux voies différentes :

1° Par l'ablation radicale de la partie supposée malade.

2° Par la transformation de cette même partie en un organe inoffensif. La première voie a été suivie d'un côté par les partisans de l'iridectomie (abblation d'un prolapsus irien, etc., mesure incomplète, nous l'avons vu, et applicable à certains cas, seulement), d'un autre côté par les partisans de l'énucléation.

Les procédés de méthode conservatrice, que nous avons en vue dans ce chapitre, ont pour but le second mode de suppression combiné, du reste, fréquemment avec le premier. Hésitant, par mesure de prudence ou dans un but cosmétique, à sacrifier le globe, certains opérateurs ont cherché à transformer, par une inflammation provoquée, la partie malade, le plus souvent très riche en vaisseaux et en nerfs, facilement irritable, en un tissu doué d'une vitalité moindre, le tissu connectif, peu sujet à l'inflammation. Voyons s'ils ont réussi à atteindre le résultat désiré.

Nous ne nous arrêterons pas longtemps à la description des premiers procédés. D'un manuel opératoire assez primitif, ils sont complétement abandonnés et n'ont plus aujourd'hui qu'un intérêt historique.

En proposant d'appliquer à l'homme le mode de traitement usité chez le cheval, Wardropp n'avait nullement l'intention d'introduire dans la thérapeutique chirurgicale le manuel opératoire si cruel de la médecine vétérinaire. Celle-ci obtenait la destruction de l'œil en enfonçant un clou dans la cornée, ou en interposant de la chaux entre les paupières.

Ce n'est pas sans un certain étonnement que nous voyons, dans un cas rapporté par Chisolm (1), un chirurgien américain essayer de ressusciter cette pratique barbare : il imagina de remplir l'espace interpalpébral de cristaux d'acide citrique en poudre, dans un cas d'ophtalmie sympathique. Les souffrances furent atroces et l'on dut recourir à l'énucléation.

____

(1) Chisolm, *Analectes ophtalm.*, Ann. d'Ocul., 1ᵉʳ sem., p. 101, 1874.

Le traitement de Wardropp plus humain et plus scientifique consistait à donner issue au cristallin et à l'humeur vitrée par une incision faite à la cornée.

Ce procédé n'était pas absolument nouveau, et, depuis long-temps, nous apprend Caron de Villard (1), il était recommandé dans le cas de moignons douloureux, de faire une simple ponction de l'œil et de presser sur les paupières pour évacuer les humeurs.

Par l'incision de la cornée, la chirurgie anglaise donnait une issue plus facile au contenu du globe. Cette incision entra dès lors dans la pratique courante : Bartisch, Saint-Yves, Taylor la recommandèrent contre les moignons douloureux, le premier faisait la section transversale, les deux autres la faisaient parallèle à l'axe du corps. Mais déjà à cette époque, ce procédé ne tarda pas à être considéré comme défectueux, la cicatrisation irrégulière des lambeaux cornéens était un obstacle à la prothèse, et les accidents qui survenaient du côté de l'iris obligèrent plus d'une fois à recourir à l'extirpation.

En 1834, Barton adopta la pratique de Wardropp dans les cas où les accidents sympathiques étaient dus à la présence de corps étrangers, en particulier de fragments de capsule.

Cet auteur apporta au manuel opératoire une modification importante en excisant un large lambeau de cornée au lieu de se borner à l'incision simple ; par une application continue de cataplasmes, il favorisait la suppuration du globe et l'expulsion du corps étranger. Par ce traitement, l'auteur obtint quelques succès, dont certains ont été publiés par Crampton (2). Sa pratique fut adoptée par les auteurs anglais et préconisée en particulier par Mackensie qui l'a conseillée dans la plupart des cas d'ophtalmie sympathique. Quelques années plus tard, Langier en France pratiquait cette opération avec succès.

Elle était cependant loin d'être exempte de reproches ; Barth, Beer, Scarpa, qui avaient pratiqué maintes fois dans diverses

---

(1) *Gaz. méd. de Paris*, 1re série, 1832, p. 867-872.
(2) Crampton, *London Med. Gaz.*, vol. XXI, p. 175, 1837.

circonstances, mais non dans des cas d'ophtalmie sympathique, la résection partielle ou totale de la cornée, avaient été frappés de ses nombreux inconvénients. Le plus apparent était la nécessité de laisser l'iris en place ou d'aller l'arracher avec des pinces, manœuvre parfois dangereuse. « J'ai vu, dit Caron de Villard, des accidents graves survenir à la suite de cette opération ». Aussi, dans ce cas, préférait-on le plus souvent recourir à l'extirpation complète.

Avec Taylor, en 1854, la question fut remise à l'ordre du jour ; après avoir démontré la possibilité des accidents sympathiques après des affections idiopathiques du premier œil, il osa étendre à ces cas l'excision de la cornée. Walton (1) et lui publièrent huit succès obtenus sur huit cas d'ophtalmie sympathique.

Après Taylor, Watson (2), tout en repoussant l'ablation complète du globe, comprend l'insuffisance du traitement de ses prédécesseurs et essaye de le compléter en pratiquant l'excision complète de la partie antérieure de l'œil, y compris le muscle ciliaire. Dès lors était créé, après bien des tâtonnements, le procédé d'amputation du segment antérieur de l'œil, tel qu'on a essayé de le reproduire dans la suite.

Pendant de longues années, il resta limité à la pratique de quelques auteurs qui l'employèrent surtout dans un but préventif, rarement dans les cas d'ophtalmie sympathique bien déclarée. A de rares intervalles seulement, nous trouvons mentionnées quelques observations éparses d'ablation partielle avec résultat favorable. William de Cincinnati au congrès ophtalmologique de Paris 1869, Foucher dans sa traduction du petit traité de Wharton Jones, Richet (Thèse Rondeau, p. 65), viennent élever la voix en faveur de cette opération. Dans le premier travail complet paru sur cette question, Kontoléon (3) ne parle des ablations partielles que pour les combattre et cite à l'appui de sa thèse plusieurs observations.

---

(1) *Med. Times and Gaz.* London, 1854, p. 139.
(2) *Med. Times*, 1862, II, 681.
(3) Kontoléon, Th. Paris, 1874.

S'appuyant sur la pratique de Desmarres et de Desprès, Chuffart (1) en 1881 conclut en faveur de l'amputation du segment antérieur et le travail inaugural de Sabaterie en 1883 est un plaidoyer chaleureux auquel on ne peut reprocher que trop de partialité.

L'ancien procédé de Watson n'est pas arrivé jusqu'à nous sans avoir subi d'importantes modifications ; en deux mots nous allons exposer le manuel opératoire employé aujourd'hui, renvoyant pour plus de détails aux ouvrages qui traitent du staphylôme antérieur. Nous laissons de côté l'incision cruciale avec excision des lambeaux, recommandée par Richter, l'appareil à guillotine de Demours, etc.

Manuel opératoire. — Les paupières sont écartées par un blépharostat ; une pince à fixation maintient le globe par la partie inférieure.

A l'aide du couteau de Beer, le tranchant dirigé en haut, on fait une ponction au niveau du diamètre horizontal, à deux ou trois millimètres en arrière de l'insertion de la cornée. On enfonce alors le couteau hardiment, en ayant soin de le tenir dans un plan parallèle à l'iris et derrière cette membrane, et on fait la contre ponction au point diamétralement opposé. Cela fait, on taille le lambeau supérieur comme on le fait dans l'opération de la cataracte par extraction. Saisissant avec une pince la partie ainsi détachée, on la récline en bas et on sectionne le lambeau inférieur avec des ciseaux courbés, ou avec le couteau de façon à détacher complètement le segment antérieur. On enlève le blépharostat, on ferme les paupières avec précaution. Pansement légèrement compressif. Critchett, dans le but d'empêcher la sortie si fréquente du corps vitré, a proposé la modification suivante dont nous empruntons la description au traité de Follin et Dulaz (2) :

« On traverse la sclérotique avec de longues aiguilles courbes
« qui portent à leur extrémité un fil de soie ; quatre ou cinq de
« ces aiguilles suffisent, on les laisse ainsi en place, de sorte
« qu'elles maintiennent toute la portion postérieure du globe de
« l'œil. Alors, au moyen du couteau à cataracte ou mieux de
« ciseaux courbes, on excise toute la partie ectasiée ».

---

(1) Th. Paris, 1881.
(2) *Trait. du staphylôme*, p. 337, vol. IV, 1878.

Accidents de l'opération.

1° *Pendant l'opération*. — Celui qui se produit le plus fréquemment est sans contredit l'issue du corps vitré ; la moindre pression sur l'œil, produite soit par une fausse manœuvre de l'opérateur, soit par les efforts du malade sous l'influence de la douleur, suffit à produire cet accident. Et cela sera d'autant plus facile que le corps vitré est ramolli et diffluent. A la suite de cette complication, le globe de l'œil s'affaisse, se ratatine, et ne forme plus qu'un moignon difforme souvent douloureux, tout disposé à s'enflammer, gênant pour la prothèse.

L'hémorrhagie qui se produit est habituellement de peu d'importance, on l'a vue quelquefois donner de sérieuses inquiétudes dans le cas de forte tension de l'œil. La tension du globe, brusquement diminuée, donne lieu alors à une hémorrhagie *ex vacuo* qui peut devenir très grave.

2° *Après l'opération*. — Ces accidents se produisent surtout quand on a complété l'opération par une suture scléroticale ; si dans ces conditions un épanchement de sang vient augmenter la tension, on voit éclater des accidents inflammatoires qui aboutissent fréquemment à la suppuration.

Cette complication est moins fréquente quand on emploie le procédé sans sutures ; dans ce cas, on voit apparaître ordinairement, vers le troisième ou quatrième jour, un léger gonflement inflammatoire qui n'a d'habitude d'autre inconvénient que de causer au malade des douleurs assez vives. Dans la grande majorité des cas, la suppuration s'établit, le corps vitré se recouvre peu à peu de tissu cicatriciel, la plaie se rétrécit concentriquement d'une façon fort lente.

Cette lenteur dans la guérison est un inconvénient réel ; un traitement assez long, outre son influence dépressive sur le moral, n'est guère applicable qu'aux malades de la classe riche, ou à ceux qu'un état d'indigence absolue fait admettre dans les hôpitaux. Et nous ne parlons ici que des cas où tout se passe régulièrement, où aucun accident ne vient retarder la cicatrisation. Il est loin d'en être toujours ainsi.

Assez souvent, vers le troisième ou le quatrième jour, la légère poussée inflammatoire habituelle ne se limite pas toujours d'une façon aussi simple ; le malade ressent des douleurs très vives, les paupières s'adématient, les symptômes généraux s'accentuent ; en un mot, il y a menace de phlegmon.

Nous en trouvons de fréquents exemples dans les auteurs.

Les observations VII et IX de la thèse de Raynaut (1) ont été compliquées d'accidents inflammatoires contre lesquels on dut recourir à des moyens énergiques.

Dans l'observation XXXIII de la thèse de Routier (2), il y eut menaces de phlegmon et érysipèle de la face.

Les observations LV et LVI du même auteur relatent aussi des accidents inflammatoires graves, compliqués dans le premier cas d'érysipèle de la face.

Le premier malade s'étant représenté après la guérison, on constata dans l'angle externe de l'orbite trois ou quatre fortes brides cicatricielles qui rendaient toute prothèse impossible.

Le deuxième malade sortit du service avec un ectropion prononcé de la paupière inférieure.

Desmarres, Hairion de Louvain (3) ont eu de semblables accidents.

A la suite d'une ablation du segment antérieur pratiquée par Fano, il se développa un phlegmon de la portion restante de l'œil. (Documents pour servir à l'histoire de l'ophtalmie sympathique. *Journal d'Oculistique*, nᵒˢ 144-146, février et avril 1885.)

Nous arrêterons là ces citations qu'il serait facile de multiplier. La plupart des auteurs qui ont pratiqué l'amputation du segment antérieur ont pu constater des accidents de ce genre.

Une fois arrivé à la cicatrisation complète, le malade ne doit pas être considéré comme définitivement guéri. Dans bien des

---

(1) RAYNAUT : Thèse de Montpellier, 1880.
(2) ROUTIER : Thèse de Bordeaux, 1885.
(3) *Ann. d'Ocul.*, 1850, p. 60.

cas, le moignon reste difforme, douloureux ; l'ectropion, des brides cicatricielles ont mis obstacle à la prothèse et l'on a dù recourir à une nouvelle intervention. Nous voyons donc que cette opération, quoique d'une exécution assez facile, ne doit pas être considérée comme une opération bénigne.

Quelles sont alors les raisons invoquées par ses partisans, pour la faire admettre dans le domaine thérapeutique ?

Repose-t-elle sur des données rigoureusement scientifiques ? Les idées actuellement reçues en physiologie et en anatomie pathologiques concourent-elles à en faire un procédé d'avenir, ou tout au moins a-t-elle été consacrée par la pratique ?

Nous allons successivement examiner ces diverses questions.

1° Sa raison d'être est-elle fondée sur des données physiologiques ?

Nous avons vu les débuts laborieux de l'amputation partielle, les modifications incessantes que nécessitait son insuffisance. Elle n'est en réalité que l'innovation de Wardropp, revue, corrigée et mise au courant de la science. Or sur quoi reposait cette innovation ? Sur une donnée scientifique ? Nullement ! La première théorie pathogénique de l'ophtalmie sympathique ne fut émise que vingt-cinq ans plus tard par Mackensie et le traitement du chirurgien anglais repose sur un simple fait d'observation.

Aussi fut-il fortement ébranlé, quand les causes idiopathiques vinrent compléter le chapitre de l'étiologie de l'opthtalmie à distance. Comment admettre que l'ablation de la partie antérieure de l'organe pût avoir une influence quelconque sur une affection dont la cause résidait dans une lésion du fond de l'œil ? La théorie de la transmission par les nerfs ciliaires vint à propos lui donner la raison scientifique qui lui faisait défaut.

Certes, si l'on pose en principe que les accidents sympathiques dérivent uniquement d'une altération de la cornée, de l'iris ou du corps ciliaire, l'ablation du segment antérieur aura sa raison d'être.

Sublata causa, tollitur effectus.

Il est vrai que de tout temps ce segment antérieur du globe a eu la triste réputation d'être l'origine presque exclusive de tous les accidents sympathiques. Nous disons presque exclusive, car cette notion ne peut s'étendre à la généralité des cas. La plupart des auteurs admettent la production des accidents sympathiques à la suite des lésions des membranes profondes de l'œil. Plusieurs observations de la thèse de Dransart, celles de Cohn et de Mooren entre autres montrent clairement que les accidents peuvent survenir sans que le corps ciliaire soit affecté. Græfe (1) a publié un cas d'ophtalmie sympathique consécutive à une choroïdite purulente ; on en a cité à la suite de panophtalmie et cependant dans ces conditions le corps ciliaire était détruit par la suppuration ; les nerfs ciliaires, organes de transmission, l'étaient également.

On admet que dans la grande majorité des cas, l'ophtalmie survient à la suite de décollement rétinien dans les bulbes en voie d'atrophie.

Enfin, nous verrons plus loin que l'on a observé des cas d'ophtalmie sympathique après l'amputation partielle, ce qui est, croyons-nous, une excellente preuve que la cause génératrice des accidents peut se trouver ailleurs que dans le segment antérieur constitué par la cornée, l'iris et le corps ciliaire.

L'excision partielle de l'œil repose donc sur une erreur de physiologie pathologique et sur une faute de logique. Cette faute consiste à vouloir justifier le traitement par une théorie, celle de la transmission par les nerfs ciliaires, qui, pour avoir été brillamment soutenue par Reclus, n'en est pas moins une hypothèse.

Quant à l'erreur physiologique, elle est suffisamment démontrée par les faits, et tout au moins devrait-on restreindre l'application du procédé aux cas où le point de départ de l'irritation semble évidemment résider dans le corps ciliaire. Ce serait là une question de diagnostic bien difficile et bien scabreuse.

____

(1) Græfe, *Ann. d'Oc.*, XLIX, p. 137.

D'ailleurs, est-il bien avéré qu'on puisse conclure d'une altération apparente de la région ciliaire à la localisation dans cette région du point de départ de l'irritation ?

On admet la production de désordres graves dans les membranes du fond de l'œil à la suite des lésions primitives de l'iris ; or le corps ciliaire, formé d'un tissu si facilement irritable, si riche en vaisseaux et en nerfs, n'est-il pas admirablement constitué pour recevoir le contre coup d'une inflammation des tissus situés plus profondément ? Et son altération, que Græfe nous a appris à reconnaître par l'exploration de la sensibilité, ne devrait-elle pas être considérée parfois comme consécutive à l'inflammation moins apparente des tissus voisins ?

2° L'amputation du segment antérieur est-elle justifiée par l'anatomie pathologique ?

Une observation, empruntée à la thèse de Sabaterie, complétée par un examen anatomique de Poncet de Cluny, va nous renseigner à ce sujet.

Observation III.

(Th. Paris, 1883. Obs. IV résumée).

Femme de 23 ans. Bonne constitution ; à l'âge de trois ans, elle a perdu l'œil droit par suite de projection d'un liquide irritant.

A l'âge de seize ans, port d'un œil artificiel et depuis ce temps douleurs intermittentes dans le moignon augmentant progressivement.

O. D. Cornée détruite en partie, moignon très enflammé, vive douleur à la pression.

O. G. Depuis cinq jours, assez vives douleurs, augmentées par la pression, larmoiement, vision considérablement diminuée. Amputation du segment antérieur le 13 juillet 1882. Amélioration rapide. Le 14 juillet, elle quitte l'hôpital dans d'excellentes conditions, se représente le 9 août avec les mêmes accidents qu'avant l'opération ; énucléation du moignon. Sort vingt-cinq jours après, améliorée, mais non guérie complètement.

L'autopsie du moignon, faite par Poncet de Cluny, donne les résultats suivants : le moignon était envahi par une coque osseuse peu volumineuse ; entre la rétine et la choroïde se trouvait une collection purulente.

Dans une communication à la Société française d'ophtalmologie, Poncet (1) revient sur cette observation et en tire d'intéressantes conclusions : la production de tissu cicatriciel demeurant limitée à la partie antérieure du moignon, la transformation de celui-ci en tissu connectif n'est pas obtenue et ce qui s'est passé dans cet œil est donc tout simplement ce qu'on observe dans l'évolution des moignons qui sont tôt ou tard la cause d'ophtalmie sympathique : décollement de la rétine et production fibro-osseuse répartie soit vers la zône ciliaire, soit vers la choroïde.

Dans l'observation de Sabaterie, l'ablation du segment oculaire, en donnant naissance à une collection purulente entre la rétine et la choroïde, a été un coup de fouet à la production de désordres anatomiques antérieurs.

Au commencement de ce chapitre, nous avons énuméré les conditions exigées pour la suppression de l'ophtalmie sympathique. Rapprochons-les maintenant des considérations de Poncet, et l'amputation du segment antérieur, au point de vue anatomique, sera jugée.

1° L'ablation radicale de la partie que l'on suppose être le point de départ des accidents n'est pas obtenue, puisque la localisation exclusive de l'irritation dans le corps ciliaire est un principe faux. Le procédé ne serait donc applicable qu'à un certain nombre de cas difficiles à déterminer.

2° La transformation connective des parties qui peuvent être le point de départ des accidents n'est nullement effectuée, puisque cette transformation cicatricielle est limitée à la partie antérieure du moignon.

D'où nous pouvons conclure que si, dans certains cas particuliers, la guérison est obtenue, l'opération ne met pas le malade à l'abri des récidives, qu'elle y prédispose même, en provoquant le décollement rétinien par l'atrophie du bulbe.

---

(1) *Bulletin et mém. de la Soc. franç. d'Oph.*, 1883, comm. n° X, p. 106.

Résultats cliniques.

La clinique vient encore compléter sur cette question l'accord de l'anatomie et de la physiologie pathologiques.

Les anciens auteurs n'avaient pas tardé à comprendre l'insuffisance de la résection partielle, et avaient cherché dans l'ablation complète la sécurité que celle-ci ne pouvait pas leur donner. C'est pourquoi, pendant un laps de temps assez long, nous ne trouvons que fort peu d'observations permettant de plaider le pour et le contre. Qu'était-il besoin, en effet, de combattre un procédé définitivement condamné à l'oubli.

Aussi avons-nous vu qu'il fallait arriver en 1874 pour trouver un travail spécial sur la question. Kontoléon, dans sa thèse inaugurale , condamne l'ablation partielle et publie plusieurs insuccès. Celui qui fait le sujet de sa première observation est emprunté à une leçon de Gosselin (1).

Observation IV.

(Kontoléon, observation I résumée.)

Il s'agit d'un homme qui fut blessé à l'œil gauche par un coup de baïonnette. Quinze jours après l'accident, on fit l'ablation du segment antérieur.

Un œil artificiel fut adapté sur le moignon.

Celui-ci ne tarda pas à devenir le siège de douleurs assez vives. Quelques jours après, on constate dans l'œil droit une choroïdite exsudative avec synéchies postérieures. — Suppression immédiate de l'œil artificiel et traitement médical. — Aucun résultat. — Enucléation. — Amélioration.

Observation V.

(Kontoléon, observation II résumée, recueillie à la clinique de Desmarres.)

Femme de 57 ans. Excision ancienne d'un staphylôme de l'œil droit. Le moignon a commencé, cinq à six ans après l'opération, à devenir enflammé et douloureux.

____

(1) Gosselin, *Leçon de clinique*, 1871.

Depuis plusieurs années, l'œil gauche est le siège d'une inflammation périodique ; il y a quelque temps, s'est déclarée une kératite parenchymateuse, puis une irido-cyclite. On fit d'abord l'énucléation de l'œil droit, et plus tard une iridectomie de l'œil gauche. — Guérison lente, à cause de l'étendue des lésions.

Ainsi, dans ces deux cas, l'ablation du segment antérieur n'empêcha pas l'éclosion des accidents ; il en fut même très probablement la cause.

Dans la thèse de Rondeau, on peut lire deux cas à peu près analogues ; l'individu qui fait le sujet de l'observation XIII (1) est un vieillard de 60 ans, chez lequel s'étaient déclarés des prodromes d'ophtalmie sympathique, six ans après la blessure de l'œil droit. On fit l'excision du segment antérieur de cet œil ; aucun résultat ; pendant ce temps, les symptômes s'aggravaient ; l'énucléation, employée trop tard, fut sans action, et, après un essai d'iridectomie sur l'œil gauche, on fut réduit à en faire aussi l'excision.

Dans un autre cas (th. Rondeau, p. 123), M. Follin fut encore obligé de faire l'énucléation pour une ophtalmie sympathique déclarée après l'ablation du segment antérieur.

Dans une communication écrite publiée dans la thèse de Kontoléon, Lawson donne ainsi son opinion : « J'ai vu des cas dans « lesquels l'irritation sympathique de l'œil sain suivit cette « opération, dans un temps variable. Dans chacun de ces cas, « toute irritation se dissipa après énucléation du moignon. »

Une discussion de la société de chirurgie de Paris en 1876 nous montre assez exactement l'état de la question. Desprès est le seul qui préconise l'amputation antérieure, procédé depuis longtemps abandonné, dit Terrier, et reconnu mauvais par tout le monde. Cette opération, fait remarquer Maurice Perrin, ne donne aucune sécurité pour l'avenir et des inconvénients pour le présent.

Giraud-Teulon et Trélat insistent sur les inconvénients de l'opération, qui n'a, disent-ils, d'autre avantage que de permettre une bonne prothèse et Trélat a dû enlever plusieurs fois des moignons qui étaient l'origine de phénomènes réflexes graves.

---

(2) RONDEAU, Th. Paris, 1866, obs. XIII, p. 78 (recueillie dans le service de Follin).

Quand, quelques années plus tard, Raynaut, Chuffart et Sabaterie essayèrent de réhabiliter la résection partielle, on fit contre cette tendance une réaction énergique et les cas d'insuccès publiés se multiplièrent. « Nous ne saurions trop nous éle-« ver, dit M. Yvert, contre la prétention de certains chirurgiens « de vouloir substituer d'une manière générale cette opération « à l'énucléation du globe de l'œil. »

Après l'avis de la société de chirurgie de Paris, donnons l'état de la question à l'étranger. (1) En Amérique, au Congrès de chirurgie en 1883, la question suivante fut posée :

L'ablation du segment antérieur est-elle une bonne opération ? D'un accord unanime, les ophtalmologistes qui prirent part à la discussion condamnèrent ce procédé. Chisolm, qui l'avait préconisé d'abord, le rejette complétement, considérant qu'un œil blessé, soit par un accident, soit par une opération, est toujours un grand danger pour le second. Thompson d'Indianopolis a vu un cas d'ophtalmie consécutive à l'ablation, et dans deux cas les yeux restés sains jusqu'alors furent complètement perdus après l'ablation. Noyes, quoiqu'ayant souvent pratiqué cette opération sans accident, a toujours conseillé l'énucléation.

Lundy (Détroit) a vu, après l'ablation, des cas d'ophtalmie avec cécité complète.

Citons encore une observation intéressante publiée par Abadie. (2)

Observation VI.

(résumée)

Jeune homme, 19 ans. O. G. perdu, suite de conjonctivite blennorrhagique. Leucome complet staphylomateux. O. D. sain. Ablation du segment antérieur par le procédé de Critchett. Guérison au bout de quinze jours. Beau résultat.

Le malade revient quatre mois après. Photophobie. Douleurs dans O. D. Injection périkératique. Moignon un peu douloureux à la pression. On enlève l'œil artificiel. La situation s'aggrave tous les

---

(1) *American medical association Cleveland,* 5-8 juin 1883.
(1) Abadie, (*Arch. d'opht.,* 1884) p. 132.

jours ; fins exsudats sur le bord pupillaire. Traitement médical inutile. Enucléation enfin acceptée. La situation semble empirer d'abord ; puis, après trois mois d'un traitement médical énergique, l'amélioration se prononce nettement. Guérison.

Galezowski a communiqué à l'Académie de médecine le 25 décembre 1885 le cas d'un homme atteint, six ans après l'amputation du segment antérieur, d'accidents épileptiques et de névro-rétinite sympathique. Ces accidents disparurent par l'énucléation.

Enfin M. Rohmer de Nancy a publié dans la *Revue médicale de l'Est* (5 juin 1886), une observation de staphylotomie qui, au point de vue de la guérison de l'ophtalmie sympathique, fut un insuccès complet. Un mois après, on dut recourir à l'énucléation.

Nous voyons donc que l'expérience clinique est loin d'être favorable à l'ablation partielle ; son action curative immédiate, qui ne se produit que quand la cause des accidents est manifestement limitée au segment antérieur, est dans bien des cas annihilée par ce fait qu'elle n'empêche pas la récidive.

Comme opération préventive, elle n'a pas beaucoup plus de succès et semble même dans certains cas provoquer l'apparition des accidents, ce qu'avait déjà fait prévoir l'anatomie pathologique.

Nous pouvons donc conclure que l'ablation du segment antérieur est une opération dont les suites sont longues et souvent compliquées d'accidents que son action curative a été dans un grand nombre de cas trop éphémère pour qu'on soit en droit de la conseiller au malade, à qui l'on donnerait une sécurité trompeuse, pleine de dangers pour l'avenir.

Et au prix de quels avantages a-t-on cherché à introduire cette opération dans la pratique ?

Uniquement dans un but cosmétique, pour obtenir un moignon volumineux mobile, apte à la prothèse. Il est vrai que dans beaucoup de cas ce but a été obtenu. Mais quand l'opération s'est compliquée de phlegmon, de suppuration prolongée, en a-t-il été de même ? Il n'est pas rare de rencontrer des moignons ratatinés, irréguliers, présentant des angles et des bosselures irritables par le frottement ; des brides cicatricielles viennent parfois empêcher l'introduction d'un appareil prothétique dans la cavité orbitaire, et enfin bon nombre de malades, qui au début avaient un moignon superbe, se sont vus dans la suite empêchés de porter un œil artificiel, parce que l'œil était devenu, après plusieurs années, enflammé et douloureux.

Cependant, même en admettant qu'on puisse réaliser les meilleures conditions exigées pour une bonne prothèse, nous croyons que l'ablation doit être abandonnée. Il ne faut jamais oublier que l'œil sain doit être l'objet principal du traitement préventif ou curatif, et, quand il s'agira de conserver cet œil, le médecin ne devra se laisser arrêter par aucune considération cosmétique.

TROISIÈME PARTIE

Névrotomie.

Une hardiesse chirurgicale, telle que le traitement de l'ophtalmie sympathique par la névrotomie, n'est pas l'œuvre d'un jour ni d'un seul opérateur. La chirurgie n'admet pas ces inspirations subites, surtout quand l'opération doit porter sur un organe aussi délicat que le globe oculaire, et être appliquée au traitement d'une affectation aussi grave que l'ophtalmie sympathique. Une longue série de recherches et d'hypothèses ingénieuses précède toujours le moment où un observateur de génie, tirant habilement parti des travaux de ses prédécesseurs et de ses propres études, crée de toutes pièces un nouveau traitement. C'est ce qui est arrivé pour la névrotomie opticociliaire. Appliquée pour la première fois par Boucheron, en 1876, à la cure de l'ophtalmie sympathique, ses origines remontent à vingt années plus haut. Wéber et Rheindorf (1), en effet, avaient déjà fait, à l'instigation de de Græfe, la section du nerf optique en 1857. De Græfe pratiqua lui-même cette section quelques années plus tard dans des cas de photopsies rebelles. (2).

C'est en 1866 que cet auteur proposa la section des nerfs ciliaires : « avec la conviction, dit-il, que l'ophtalmie sympa-
« thique se transmet par l'intermédiaire des nerfs ciliaires, il

---

(1) Cités par de Wecker et Landolt : *Traité complet d'ophtalmie*, 1884. T. II. 2ᵉ fasc. p. 337.

(2) *Berliner klinische Wochenschrift*, p. 320, 1867. *Ueber Durschneidung der Opticus.*

« devait venir à l'idée de substituer à l'énucléation du bulbe
« la section des nerfs ciliaires. » (1).

L'année suivante, Meyer mit cet idée à exécution, et en
obtint un certain nombre de succès.

Laurence de Londres (2), Secondi de Gênes (3), et Solomon
(4) ne tardèrent pas à imiter cette pratique, et, à l'exemple de
Meyer, firent la section intra-bulbaire des nerfs ciliaires.

Un seul auteur, Snellen (5), essaya de faire cette section en
arrière du globe.

Abadie et Schweigger pensèrent, pour un moment, trouver
dans la section intra-bulbaire un procédé applicable au traitement préventif de l'ophtalmie sympathique. Les essais se
multiplièrent, et la névrotomie reçut de nombreuses applications. Mais son succès fut de courte durée ; de Græfe lui-même,
le premier, ne tarda pas à se rendre compte de son inefficacité ;
Watson, après l'avoir employée plusieurs fois, a dû recourir à
l'énucléation ; Mooren n'a trouvé qu'une amélioration passagère
dans cinquante cas de névrotomie. Enfin la régénération des
nerfs sectionnés fut bientôt démontrée histologiquement. Dans le
seul cas où l'utilité de cette section eût été incontestable, c'est-
à-dire quand l'œil sympathisant a conservé un reste de vision,
on ne pourrait l'employer en raison des altérations consécutives
et Meyer lui-même repoussait absolument cette pratique.

Pour ces raisons multiples, l'opération de de Græfe fut abandonnée, et l'on essaya de la remplacer par un procédé plus
complet, auquel elle a le mérite d'avoir préparé la voie, nous
voulons parler de la névrotomie optico-ciliaire.

____

(1) *Archiv. für Ophtalmologie*, 12ᵉ vol., 2ᵉ part., 1868. *Zur Lehre der
Ophtalmie Sympathischen.*
(2) Lancet, 1868, n° 14.
(3) *Giornale d'opht. ital.* 1868 et *Ann. d'oculistique.*
(4) Lancet, 1868.
(5) *Arch. d'opht.*, 5 déc. 1873, t. XIX.

Névrotomie optico-ciliaire.

Historique. — C'est à Rondeau que revient l'honneur d'avoir émis le premier, en 1866, l'idée de la section simultanée des nerfs ciliaires et du nerf optique :

« Rien n'est plus facile, dit l'auteur, que cette opération, que
« j'ai pratiquée bien des fois à l'amphithéâtre, et qui consiste,
« après avoir fait une petite ouverture à la partie supérieure et
« interne de la conjonctive, à introduire un petit ténotome
« courbe en le maintenant appuyé sur le globe oculaire. On
« sectionne du même coup les nerfs ciliaires, le nerf optique et
« l'artère centrale. »

Croyant avoir remarqué une certaine analogie entre les névralgies et l'affection sympathique, Rondeau conçut l'idée d'appliquer à cette dernière le procédé de la section nerveuse qui réussissait si bien dans certaines névralgies.

Cette ingénieuse hypothèse passa inaperçue pendant de longues années. Landesberg, en 1869, fit bien la section du nerf optique et des nerfs ciliaires ; mais c'était simplement dans le but de guérir une névralgie ciliaire, sans retentissement sur le deuxième œil.

C'est plusieurs années après seulement que Boucheron, en 1875, reprenant l'étude de cette question, essaya d'en tirer parti dans le but de provoquer l'atrophie du globe. Il étudia longuement l'action de la section optico-ciliaire sur la nutrition de l'œil, et ses résultats furent si satisfaisants qu'il crut pouvoir conclure à l'excellence de cette opération (1).

A cette époque, la théorie de la transmission par le nerf optique et les nerfs ciliaires régnait sans conteste ; un procédé opératoire, qui aurait permis d'interrompre cette transmission tout en laissant intact le globe de l'œil, devait attirer à lui tous les suffrages, dès qu'il aurait eu la sanction de l'expérience. Boucheron résolut de lui donner cette sanction qui lui manquait, et de le tirer du domaine de l'expérimentation.

______

(1) Boucheron, *Gaz. méd. de Paris*, 1876, et *Annales d'oculistique*, t. LXXVI, p. 258.

En 1876, dans le service de Gillette à l'hôpital Temporaire, il en essaya l'application chez un homme atteint d'ophtalmie sympathique. Le succès ne répondit pas à son attente, et l'opération fut suivie de fonte purulente de l'œil.

Commencé sous des auspices aussi défavorables, le nouveau traitement de l'ophtalmie sympathique risquait fort de retomber dans l'oubli d'où Boucheron avait essayé de le tirer, quand une série de cas favorables, publiés par Schœler en Allemagne et Dianoux en France, vinrent à propos plaider en sa faveur et lui donner droit de cité dans la thérapeutique chirurgicale.

Le mémoire de Schœler, (1) présenté à la société de médecine de Berlin en 1878, contient un certain nombre d'observations dont la première remonte au 22 octobre 1877.

Celui de Dianoux (2) ne fut publié qu'en 1879, mais les cas qui y sont relatés ont été opérés en février, avril, septembre et décembre 1877, et sont, par conséquent, antérieurs en partie à ceux de Schœler.

Depuis lors, l'histoire de la névrotomie n'est qu'une énumération des succès obtenus à l'aide de ce procédé par Schœler, Abadie et Meyer, succès relatés d'une façon très complète dans la thèse du docteur Redard (3) auquel nous ferons de nombreux emprunts pour la rédaction de ce chapitre. Chilsom de Baltimore publiait vers la même époque plusieurs guérisons obtenues par cette opération.

Cependant, vers la fin de l'année 1879, on voyait déjà poindre un léger nuage à l'horizon de la névrotomie ; les mémoires, présentés à la Société de chirurgie par Dianoux et Abadie, furent acceptés, nous ne dirons pas avec hostilité, mais avec une grande réserve ; l'éloquent rapport de Giraud-Teulon montra, qu'après avoir bien analysé les faits, les résultats n'étaient pas aussi brillants qu'ils paraissaient au premier abord, et que la

---

(1) SCHŒLER, *Berl. klin. Wochenchrift*, 1878, n° 45, et *Centralblatt für Augenh.* 1878, p. 129.

(2) DIANOUX, *De l'énervation du globe de l'œil*, Journal de médecine de l'Ouest, 1ᵉʳ trimestre 1879.

(3) REDARD, Th. Paris, 1877.

nouvelle opération devait avoir fait ses preuves d'une façon plus complète avant de prendre la place de l'énucléation.

Les restrictions et les craintes de la Société de chirurgie furent pleinement justifiées peu de temps après par une note communiquée à la Société de médecine de Bordeaux ; dans cette communication circonstanciée, Armaignac, après avoir passé en revue et discuté les observations publiées jusqu'alors, en cite une personnelle qui est un insuccès complet, et, après diverses considérations toutes au désavantage de la section optico-ciliaire, repousse absolument cette opération.

Dès lors, la question change de face ; aux premiers succès de l'opération, que Dianoux avait désignée sous le nom d'énervation, on oppose de nombreux insuccès.

Au congrès de Milan, en 1880, les avis sont très partagés ; on y restreint de plus en plus les indications de la névrotomie ; Poncet y vient démontrer la régénération des nerfs ciliaires, et Pflüger, qui a constaté cliniquement cette régénération, conseille la résection du nerf optique. Boucheron, lui-même, finit par se ranger à l'avis de Pflüger, et déclare accepter la névrotomie.

Nous voici loin du jour où il croyait l'énervation destinée à remplacer l'énucléation dans tous les cas, excepté quand il y avait menace de panophtalmie.

L'année suivante, en 1881, Wadsworth (1) et Landesberg (2) publièrent une série de cas assez favorables à la section optico-ciliaire ; depuis, on ne trouve plus guère que quelques observations éparses çà et là ; plusieurs névrotomies, suivies de récidives, furent signalées, qui au début avaient été comptées comme des succès. Les travaux de Krause, de Hirschberg et de Poncet de Cluny démontrèrent histologiquement la régénération nerveuse, et, pour éviter cette régénération, Pflüger et Schweigger conseillèrent la névrotomie. Quelques ophtalmolo-

____

(1) Wadsworth, *Optico-ciliary nevrotomy : In transactions of the american ophtalmological society, seventeenth annual meeting.* Newport, 1881 (New-York *by the society*, 1881.)

(2) Landesberg, *The Nevrotomy* (Med.-Bullet., vol. III, p. 173, 1881).

gistes, entre autres Panas et Landolt, s'élevèrent avec force contre cette opération dont ils redoutaient les dangers ; et la plupart de ceux qui, malgré tout, en étaient restés partisans, ne l'employèrent que comme traitement préventif.

Pendant trois ans, la question en était restée au même point, et l'on pouvait croire la discussion définitivement éteinte quand tout récemment, au mois d'avril 1886, M. Dianoux de Nantes vint raviver la polémique à la Société française d'ophtalmologie, et défendre l'opération de Boucheron contre les nombreuses critiques dont elle avait été l'objet.

Voici donc la question de nouveau à l'ordre du jour ; au mois de juin dernier, Colonna en faisait le sujet de sa thèse inaugurale ; d'autres travaux ne tarderont vraisemblablement pas à être publiés sur cet intéressant sujet si souvent discuté ; heureux serons-nous si, pour notre part, nous pouvons quelque peu contribuer à établir une solution nette et précise.

Dianoux a résumé dans les trois conclusions suivantes les avantages de l'énervation :

1° La possibilité et le peu de gravité de l'opération ;

2° La conservation du globe avec tout ou partie de ses propriétés constitutives ;

3° L'action curative durable de l'opération et au point de vue des douleurs et au point de vue des phénomènes sympathiques.

Discutons, l'une après l'autre, ces trois conclusions posées par Dianoux tout à fait au début de la section optico-ciliaire.

I. — L'opération est peu grave en elle-même.

Nous allons étudier successivement le manuel opératoire et les accidents qui peuvent être imputés à l'opération.

Manuel opératoire. — Nous avons déjà vu le manuel opératoire indiqué par Rondeau, c'est le procédé de section sous-cutanée.

Boucheron et Dianoux modifièrent ce procédé qui rendait difficile la section du nerf optique, et se créèrent une plus large voie

— 49 —

entre le droit externe et le droit inférieur, c'est le procédé de section sans intéresser les muscles.

Un troisième procédé consiste à faciliter la section nerveuse par la section préalable d'un ou de plusieurs muscles ; Abadie et Schœler sectionnaient le droit externe, ce qui leur permettait d'amener en avant le pôle postérieur du globe et de constater *de visu*, si la section était complète.

Meyer et Warlomont sectionnèrent même les deux obliques, et quelquefois le droit interne.

D'autres modifications ont été introduites encore dans ce manuel opératoire, nous renvoyons pour plus de détails aux descriptions très complètes qui se trouvent dans la thèse de M. Redard et dans celle de M. Colonna, nous contentant de décrire ici le procédé employé actuellement par M. Dianoux (1) :

1° Section d'un large pli conjonctival parallèle au bord de la cornée, de dimension suffisante correspondant à l'insertion du muscle à diviser.

2° Section du droit interne préalablement traversé par une suture qui sert à le maintenir ;

3° Dénudation du globe jusqu'au nerf optique. Le dos du ciseau tourné vers la paroi interne de l'orbite permet d'éviter l'artère ophtalmique ;

4° Section du nerf optique sur la cuiller échancrée ;

5° Le globe est retourné, dénudé avec soin ; section des obliques ;

6° L'œil est ramené en place ou laissé à angle droit ; suture de la conjonctive.

Compresse trempée dans une solution de sublimé ; bandeau compressif.

1° Accidents immédiats. — Nous insisterons peu sur les accidents immédiats qui consistent dans la plus ou moins grande difficulté de certains détails de l'opération : adhérences entre la conjonctive et la capsule de Ténon qui, dans certains cas, rendent la dissection pénible ; — perforation de la sclérotique qui peut être à craindre quand le globe est mou et atrophié. — (Redard). Le temps important de l'opération est la section du nerf optique et des nerfs ciliaires ; cette section peut embarrasser parfois le chirurgien. Le procédé de Rondeau et ceux de Boucheron et de Dianoux rendaient cette section difficile et

____

(1) Colonna, p. 30, *loc. cit.*

7

dangereuse (1) ; Abadie et Schœler, en se créant une voie plus large par la section du droit externe, la facilitèrent, et permirent de la pratiquer d'une façon plus complète en faisant basculer le globe.

Dans les premiers procédés, il fallait sectionner à l'aveugle en se guidant sur le doigt indicateur ; on s'apercevait de la section du nerf optique par la protusion du globe ; mais en était-il de même de la section des nerfs ciliaires ? était-on sûr de la faire d'une façon complète ? Il y a bien l'épreuve de la sensibilité de la cornée au toucher qui doit avoir disparu si les nerfs ciliaires sont tous sectionnés ; mais comment constater cette sensibilité quand le malade est sous l'influence du chloroforme ? C'est en raison de cette incertitude dans laquelle on est de pratiquer une section parfaite que la névrotomie a paru à certains auteurs d'une exécution difficile.

Les procédés à section musculaire échappent en partie à ce reproche ; Abadie, après avoir fait basculer le globe, apporte un grand soin à la dénudation du pôle postérieur ; Warlomont insiste sur la nécessité de faire la tonsure du globe ; on obtient certainement ainsi une section plus complète ; mais ces manœuvres ont, en revanche, d'autres inconvénients que nous verrons plus loin pour ne pas nous exposer à faire des répétitions inutiles.

2° Accidents consécutifs. — Citons d'abord, pour qu'il n'en soit plus question, quelques accidents sans importance ; l'ecchymose des paupières, qui est constante ; — l'incapacité motrice, qui se produit souvent quand on a coupé un trop grand nombre de muscles ; et enfin le strabisme que l'on peut presque toujours éviter en suturant soigneusement les muscles. Nous ne parlerons pas non plus de la chute de la paupière supérieure que l'on a vu persister parfois après l'opération.

Nous arrivons tout de suite à l'étude des principaux inconvénients de la névrotomie ; nous les diviserons en trois groupes :

______

(1) Pour rendre cette section plus facile, Redard avait fait construire des ciseaux à courbure spéciale.

hémorrhagie, accidents inflammatoires, et troubles dans la nutrition de l'organe.

a) *Hémorrhagie.* — Le premier en date, et en même temps le plus fréquent, cet accident a été noté, avec des suites plus ou moins graves, dans la plupart des cas de névrotomie.

Il est, en effet, impossible de sectionner le nerf optique et les nerfs ciliaires sans produire des dégâts considérables dans la région du pôle postérieur de l'œil. La section porte inévitablement sur les vaisseaux importants, et l'hémorrhagie, qui, même dans des cas de plaie ouverte, ne serait pas à négliger, prend ici, en raison des dispositions anatomiques, un caractère spécialement dangereux : le sang s'épanche dans une loge limitée en avant par le globe de l'œil, en arrière et sur les côtés par la cavité orbitaire. N'ayant aucune issue du côté de cette paroi, il cherche à se créer une voie en avant ; si la section du nerf a été faite par la méthode sous-cutanée (Rondeau), ou par une boutonnière entre deux muscles (Boucheron-Dianoux), le sang ne peut se frayer aucune issue au dehors ; il repousse en avant le globe oculaire qui, maintenu d'autre part par ses muscles, se trouve soumis à une pression continue pouvant porter atteinte à sa nutrition ; si cette pression se prolonge outre mesure, le globe se sphacèle.

C'est là l'explication la plus rationnelle de l'accident arrivé à sa première tentative de névrotomie.

Observation VII.

(Redard, *lot. cit.*, observation VIII résumée.)

Il s'agissait d'un individu âgé de 30 ans, atteint d'une iritis sympathique consécutive à une blessure ancienne de la cornée. L'opération se passa sans accident. Mais, le matin du troisième jours, on trouva l'œil fortement projeté en avant. Cette exophtalmie excessive était produite par un abondant épanchement de sang en arrière du globe. Une ponction avec le bistouri ne donne aucun résultat. — Cornée terne et grisâtre. — Elle s'opacifie de plus en plus, et se mortifie. — Les jours suivants, douleurs, inflammation vive. — On ouvre l'œil largement. — Suppuration.

L'insuccès que nous venons de relater n'est pas un cas isolé ; il est hors de doute que, dans la plupart des cas, le chirurgien aura à compter avec une hémorrhagie importante. Dans les quatre observations de Dianoux, nous trouvons notée deux fois une exophtalmie assez forte pour inquiéter l'opérateur qui, dans un cas, a même essayé d'évacuer le sang avec une sonde. Comparant à ce point de vue les divers procédés opératoires, Redard considère cette complication comme pouvant désormais être facilement évitée si, à l'exemple de Schœler et d'Abadie, on fait la section musculaire.

Cette ouverture, il est vrai, facilitera largement l'écoulement du liquide épanché au moment de la section ; le renversement du globe permettra l'évacuation complète du sang ; et au besoin, par une compression momentanée, on arrêtera l'hémorrhagie immédiate. Mais une fois le bulbe replacé dans l'orbite, une fois le muscle suturé, comme le conseille Redard, d'après Schœler, pour éviter le strabisme, les conditions ne seront-elles pas absolument les mêmes qu'auparavant ? Peut-on assimiler l'action hémostatique du globe dans la cavité orbitaire à celle d'une bonne éponge sur une plaie accessible à la compression ? Il ne réalise aucune des qualités indispensables pour une hémostase convenable, ni la résistance, ni l'immobilité. Sa résistance, elle est le plus souvent moindre après la névrotomie qu'à l'état normal, et diminuée encore par cette élasticité des muscles qui permet un certain degré d'exophtalmie ; d'autre part, l'œil conserve, sauf dans le cas de propulsion excessive, une grande partie de sa mobilité, et, quelque docile que soit le malade, il pourra par un mouvement intempestif détacher un caillot et raviver ainsi l'écoulement sanguin.

Ces considérations, toutes théoriques qu'elles soient, nous paraissent cependant suffisantes pour nous permettre de taxer de légère exagération la confiance de Redard dans les procédés de Schœler et d'Abadie.

Les résultats cliniques vont du reste nous renseigner sur ce point. Ils vont nous montrer que l'adoption du nouveau procédé opératoire a peu changé les résultats et que Boucheron n'est pas seul à avoir quelque mécompte à son actif.

Prenons la thèse de Redard, et consultons les observations :

Obs. XIII (Schœler). — Névrotomie pour névralgie ciliaire : l'hémorrhagie avait été complètement arrêtée après l'opération. Aucune propulsion du globe. Le lendemain, en enlevant le bandage compressif, l'opérateur constate « une exophtalmie si forte que l'œil peut à peine être recouvert par les paupières ».

Cette exophtalmie ne commença à diminuer que le quatrième jour après l'opération. Pendant plusieurs jours, certaines modifications que l'auteur rattache, peut-être avec raison, à l'insuffisance de l'innervation, mais qui peuvent être mises aussi sur le compte de l'hémorrhagie, firent craindre une destruction du bulbe.

Obs. XIV (Schœler). — « Après la section des nerfs, il se produisit une exophtalmie considérable » .... le lendemain « l'exophtalmie a encore augmenté ; par suite de cette augmentation, les paupières se fermaient incomplètement et une partie de la cornée était à découvert.

Dans ces cas encore se manifestent des troubles de nutrition caractérisés par de la kératite, des ulcérations de la conjonctive, une forte diminution de la tension du bulbe.

Obs. XVI (Schœler). — « Le globe fut violemment projeté en avant, et, comme je négligeai d'exercer une certaine pression, il s'avança finalement jusque devant les paupières. Cette boule sans enveloppe et rouge comme du feu présentait un aspect très désagréable. Pour le replacer, j'aspirai avec la seringue Pravaz le contenu liquide brunâtre du corps vitré. Pour un instant la réduction réussit, mais, bientôt après, le globe oculaire réapparut, parce que j'abandonnai la compression avant que l'hémorrhagie postérieure ne fût complètement arrêtée » ..... La réduction du globe ne put être faite que le troisième jour.

Ces quelques citations, où sont relatés des faits qui, s'ils ne sont pas ce qu'on peut appeler des accidents graves, n'en sont pas moins des inconvénients réels, montrent bien que l'hémorrhagie est un facteur avec lequel il faut entrer en ligne de compte.

Malheureusement là ne s'arrête pas la liste des méfaits que l'on reproche à l'hémorrhagie dans le cas particulier qui nous occupe ; des faits plus rares lui sont imputés : au congrès de Milan (1880), de Viscentis de Palerme cite un cas où il se produisit après l'énervation une exophtalmie telle que l'œil se sphacéla, et qu'on dut recourir à l'énucléation.

Pflüger, sur douze opérations, compte deux cas de protusion du bulbe par hémorrhagie pour lesquels l'énucléation consécutive fut jugée nécessaire. Le docteur Norris, ayant fait l'énervation sur un œil perdu par suite de glaucome, eut une hémorrhagie telle que le globe oculaire ne put rentrer dans l'orbite et qu'on dut faire l'énucléation.

Dor de Lyon, Librecht déclarent redouter aussi beaucoup l'hémorrhagie, et Warlomont, qui tout d'abord avait présenté l'énervation sous un jour assez favorable (1), commence à faire de sérieuses restrictions le jour où il s'est trouvé aux prises avec cet accident :

« L'opération, nous l'avions pressenti, est plus compliquée qu'on
« ne le pense ; mais le défaut de la cuirasse, c'est toujours l'hémor-
« rhagie...... Nous avons eu beau envoyer constamment au fond
« de l'orbite un jet continu d'eau glacée, le sang a continué à
« couler, et, quand il s'est agi de remettre l'œil luxé à sa place, il a
« rencontré une résistance qu'il n'a été possible de vaincre qu'au
« prix d'une pression assez forte, qui a été suivie de la propulsion
« en avant de la conjonctive du côté opposé à l'opération ; des
« scarifications opérées dans ce chimosis improvisé ont donné
« issue à du sang, et l'exorbitisme s'en est trouvé réduit. Quoi qu'il
« en soit, ce dernier n'a cessé qu'au bout de plusieurs jours, et à
« la suite d'une application de six sangsues réclamées par des
« menaces de phlegmon qui , heureusement , ne se sont pas
« réalisées (1) ».

C'est pour atténuer la gravité de cette hémorrhagie que Warlomont a fait construire des ciseaux dits à écrasement, ciseaux hémostatiques, dits de Wecker, mais bien encombrants.

Les quelques exemples que nous venons de donner sont suffisants pour prouver la fréquence de l'hémorrhagie et sa gravité que Redard croyait n'avoir plus à redouter depuis les procédés à section musculaire.

---

(1) WARLOMONT, *Ann. d'Ocul.*, 1879, 2ᵉ sem., p. 223.
(2) Documents pour servir à l'histoire de l'énervation. WARLOMONT, *Ann. d'ocul.*, 1880, 1ʳᵉ sem., p. 62 et p. 169.

b) *Accidents inflammatoires.* — Nous n'avons encore parlé jusqu'ici que des accidents qui portent sur le globe de l'œil et, en décrivant les dangers de l'hémorrhagie, nous avons complétement passé sous silence ceux qui peuvent se produire du côté de la cavité orbitaire.

En effet, si le sang, s'épanchant dans la loge rétro-bulbaire, a des effets aussi funestes sur le globe de l'œil, il est naturel de penser que les parties molles qui se trouvent dans le fond de l'orbite devront subir aussi l'effet de cette compression, et avec d'autant plus de raison que la paroi est inextensible.

Le sang s'infiltre dans le tissu cellulaire de l'orbite, stagne dans cette cavité qui ne lui offre aucune issue ; en avant, se trouvent les extrémités des vaisseaux et nerfs sectionnés, en arrière, le moignon correspondant au bout central du nerf optique. Tout autour de cette loge se trouvent des nerfs, des vaisseaux sanguins et lymphatiques, du tissu cellulaire, dilacérés par les coups de ciseaux, c'est-à-dire un terrain tout disposé à devenir le siège de phénomènes inflammatoires.

Et ce qui nous étonne même, c'est que ces accidents ne se soient pas dévoloppés plus souvent que ne le relatent les auteurs ; cependant, l'histoire de la névrotomie est émaillée çà et là de faits de ce genre, et ceux que l'on cite sont assez fréquents et assez graves pour enlever absolument à la section optico-ciliaire son titre d'opération bénigne.

Dans les observations de Redard, nous ne trouvons aucune mention de la présence de ces phénomènes inflammatoires, mais il est à croire qu'ils ne laissaient pas de causer une certaine inquiétude, puisque Abadie recommande vivement le bandeau compressif et les compresses glacées pour les éviter ou les faire disparaître.

En parcourant d'autres observations de névrotomie, nous avons trouvé plusieurs fois des symptômes d'inflammation, de phlegmon rétro-bulbaire. Dans beaucoup de cas, ces symptômes n'ont pas dépassé le stade prodromique et la marche ultérieure du phlegmon a pu être enrayée. Tels sont les cas de Warlomont déjà cités, de Raynaut de Montpellier (Observat. II), etc...

Dans d'autres cas au contraire, heureusement plus rares, le phlegmon s'est déclaré avec tout son cortège habituel de symptômes.

En 1880, Armaignac (1) présentait à la Société de Médecine de Bordeaux une observation de phlegmon rétro-oculaire et de fonte purulente de l'œil après énervation optico-ciliaire.

Observation VIII.

(Résumée).

Chapouly, verrier, 57 ans. Entré le 8 décembre 1879. — Coup de branche dans l'œil gauche. — Perte de la vue, suite d'irido-cyclite. Pupille obstruée. — Amblyopie de O. D. — On ne constate pas de troubles ophtalmoscopiques. —Enervation de O. G. —Hémorrhagie insignifiante.—Pansement antiseptique. — Neuf jours après, vives douleurs, symptômes fébriles, et, finalement, fonte purulente de l'œil consécutive à un phlegmon rétro-oculaire.

Au cours de la discussion, qui suivit l'histoire de ce malade, les membres de la Société de Médecine de Bordeaux ne semblent pas s'être montrés beaucoup plus enthousiastes de l'énervation que ceux de la Société de Chirurgie de Paris, et Armaignac condamne hautement le nouveau procédé, non seulement, dit-il, en raison de l'accident qui s'est produit dans le cas de son malade, mais parce que, à Paris, il a entendu parler d'insuccès semblables, et même d'*un cas de mort*.

Poncet de Cluny (2) semble avoir aussi connaissance de plusieurs accidents de ce genre et ne se montre pas favorable à l'opération qui, suivant lui, amène souvent la fonte aiguë ou une inflammation telle de l'organe que l'énucléation en est la conséquence. Il rejette surtout les procédés d'Abadie, Meyer et Warlomont, qui recommandent la dénudation complète du pôle postérieur ; ces préceptes contribuent à augmenter l'inflammation rétro-bulbaire.

Citons enfin, pour terminer, l'opinion de Panas qui, au congrès de Londres, en 1881, appelle l'attention sur les dangers de

(1) Armaignac, *Journal de médecine de Bordeaux*, 1879-1881, p. 220.
(1) *Arch. d'opht.*, 1881.

l'énervation : sur deux opérations qu'il a pratiquées, il a observé un cas de mort survenu chez un enfant de quatorze ans, suite de méningite suppurée le troisième jour de l'opération. Le traitement antiseptique avait été appliqué dans toute sa rigueur.

De tels faits n'ont pas besoin de commentaires ; ils parlent plus haut que toutes les théories et démontrent d'une façon péremptoire la gravité de la névrotomie dont on avait cru pouvoir dire dans l'engouement du début : l'opération est *peu grave* en elle-même.

II. — Le globe conserve ses dispositions constitutives.

Quand Boucheron a commencé ses expériences sur la section optico-ciliaire, c'était dans le but de pratiquer l'atrophie du globe ; il s'aperçut, non sans un certain étonnement, que l'intégrité de l'œil était en partie conservée, et il put donner en 1876, à la Société de Biologie, le résultat de ses travaux : « Les sections des nerfs optiques et des nerfs ciliaires n'amènent généralement pas la désorganisation du globe oculaire. »

Redard arrive à peu près aux mêmes conclusions dans les recherches qu'il a publiées dans sa thèse.

Cependant le même auteur, à la suite d'expériences publiées à la Société de Biologie dans la séance du 19 juillet 1880, arrive à des résultats différents !

« On n'aboutit assez fréquemment qu'à des insuccès, la cornée se perfore, l'iris s'enclave, le globe de l'œil s'atrophie rapidement. Ces insuccès arrivent surtout dans des cas où du sang, épanché en arrière du globe oculaire, empêche la réunion immédiate, ou bien lorsque le globe oculaire a été dénudé à sa partie supérieure et au voisinage de l'insertion du droit supérieur..... La cause de ces accidents nous paraît tenir à la lésion des vaisseaux ciliaires antérieurs. »

Telles sont les données de l'expérimentation, données offrant une évidente contradiction que nous ne pouvons expliquer que par la difficulté du procédé opératoire ne permettant pas au physiologiste de se placer dans les mêmes conditions.

Arrivons maintenant aux résultats cliniques :

Sur les quatre observations de Dianoux, nous trouvons notée trois fois une diminution dans la tension du globe ; et, dans une de ces trois observations, il y eut ulcération et perforation de la cornée avec une atrophie telle qu'on put adopter un œil artificiel.

Dans presque toutes les autres observations, la diminution de tension est la règle ; dans un cas de Schœler (1), où il y eut aussi perforation de la cornée, elle est dite remarquablement descendue au-dessous de la normale. Enfin, chez beaucoup de malades, on a noté un certain degré d'atrophie, assez prononcée parfois pour admettre la prothèse immédiatement après la guérison.

Parfois, les troubles de nutrition sont plus accentués et vont jusqu'à produire une kératite neutro-paralytique. Le plus souvent, l'ulcération guérit en quelques jours ; dans d'autres cas, au contraire, le processus destructeur poursuit sa marche, et la cornée se nécrose complètement, comme dans les cas de Landesberg, de Santarnecchi (2) ; de Viscentis a eu un cas de sphacèle du bulbe.

Poncet (3), dont les analyses microscopiques ont démontré les troubles trophiques qui se passent dans l'intérieur du bulbe, les attribue non pas tant à la section des nerfs qu'à la section des vaisseaux et recommande de faire porter la section au moins à six millimètres en arrière du pôle « ce qui donne encore une sécurité suffisante pour couper tous les nerfs ciliaires et permet d'éviter la section des artères trop rapprochées de l'œil ».

---

(1) Obs. XIV de Redard.
(2) SANTARNECCHI, Nécrose de la cornée, *Ann. d'ocul.*, 1880.
(3) PONCET, Sect. du trijumeau, *Arch. d'opht.*, T. I, p. 417.

III. — L'opération a une action curative durable,

Au point de vue des douleurs, et au point de vue des phénomènes sympathiques.

C'est là la partie des mémoires de Dianoux et d'Abadie qui offre vraiment de l'intérêt ; si, en effet, la suppression des phénomèmes sympathiques est réellement obtenue par la névrotomie, il y aura là un point définitivement acquis à la science, et il ne restera plus qu'à chercher à interrompre cette communication de la façon la moins dangereuse pour l'opéré. Si, au contraire, les résultats cliniques n'ont pas répondu à l'attente des promoteurs de la névrotomie, si cette opération ne guérit pas les accidents sympathiques, elle ne devra plus être considérée que comme une expérience de laboratoire, intéressante peut-être au point de vue de la nutrition de l'œil, mais nulle comme méthode curative.

C'est qu'il est bien difficile, à ceux qui, les premiers, expérimentent un mode de traitement, d'en juger sainement la valeur : outre le moment d'enthousiasme qui accompagne toujours les premiers succès et crée parfois des illusions, les premiers essais ne portent habituellement que sur des cas faciles, offrant toutes les chances de réussite. Et si, plus tard, des insuccès viennent démentir les conclusions premières, la chute est d'autant plus cruelle que les débuts ont paru plus brillants. C'est ce qui est arrivé pour la névrotomie.

Dès 1876, Boucheron (1), avant d'avoir appliqué à l'homme son nouveau procédé, avant d'avoir traité un seul cas d'ophtalmie sympathique, se croyait en droit de résumer en ces mots, les indications de la section optico-ciliaire : « Elle tend au même résultat que l'excision, en interrompant la continuité du tissu nerveux. Elle peut lui être substituée *dans tous les cas*, à moins que la suppuration de l'œil ne soit certaine. »

---

(1) *Gaz. méd. de Paris*, 1876. *Ann. d'ocul*. 1876, T. LXXII, p. 258.

Cette conclusion, qui nous semble tout au moins émise prématurément par Boucheron, nous la comprenons déjà mieux dans le mémoire de Dianoux qui a quatre guérisons à son actif.

Ce dernier cependant n'a traité que des cas extrêmement légers : dans le premier cas, les symptômes de l'œil sain consistaient simplement en photophobie et larmoiement ; dans le deuxième cas, photophobie, larmoiement et amblyopie : dans le troisième, larmoiement ; dans le quatrième , photophobie réflexe.

Etait-on en droit de conclure de ces cas de névrose sympathique à l'efficacité de la méthode dans la généralité des accidents?

L'affirmation d'Abadie est moins catégorique, et, répondant, aux objections de la Société de chirurgie, il déclare que son intention n'a jamais été de substituer la névrotomie à l'énucléation dans tous les cas, mais seulement dans les cas de névrose sympathique (1).

Dans les observations d'Abadie, en effet, pas plus que dans celles de Dianoux, nous ne trouvons signalée aucune lésion matérielle ; les symptômes consistaient uniquement en troubles fonctionnels : photophobie, larmoiement, amblyopie.

Quant à Schœler, il avait fait des sections optico-ciliaires, dans deux ou trois cas seulement, pour des menaces d'ophtalmie sympathique. C'est aussi à de simples troubles fonctionnels que se limitent les symptômes relatés dans les observations de Meyer.

Nous ne trouvons donc pas, dans cette série de faits, les éléments nécessaires pour confirmer les assertions de Boucheron et de Dianoux.

Aussi, approuvons-nous fort la prudente réserve de Redard, qui, à l'exemple de Schœler, Meyer, Hirschberg, ne voit dans la névrotomie qu'une action préventive, ou, tout au plus, un traitement applicable aux cas légers d'accidents sympathiques sans

---

(1) ABADIE, *Gaz. hebdom.* Paris, 1880, p. 162.

lésion matérielle et laisse à l'avenir le soin de décider si réellement cette opération doit être substituée à l'énucléation.

Depuis la thèse de Redard, sept années, fertiles en faits nouveaux, sont venues apporter à l'histoire de la névrotomie leur contingent de résultats cliniques. Nous croyons le moment venu d'utiliser les matériaux que nous ont fournis, pendant ces sept années, la clinique, l'histologie et l'expérimentation, et qui vont nous permettre de juger sainement cette question dont les débuts ont tant intéressé, nous dirions presque passionné les ophtalmologistes.

Nous venons de voir l'effet de la névrotomie dans les cas légers de névrose sympathique.

Si, laissant de côté les accidents que nous avons signalés et qui sont inhérents à l'opération elle-même, nous ne considérons que l'action curative de la méthode, il serait injuste de ne pas constater son efficacité, mais il faut s'entendre, son efficacité immédiate et seulement dans les cas de névrose.

Il nous reste donc deux points à éclaircir :

1° Cette efficacité peut-elle s'étendre à tous les cas d'ophtalmie sympathique ?

2° La cessation des symptômes, que nous avons vu survenir dans certains cas, peut-elle être considérée comme une guérison durable, définitive ?

La question de savoir si l'effet de la névrotomie peut s'étendre à tous les cas d'ophtalmie sympathique ne nous arrêtera pas longtemps. Un coup d'œil, jeté sur une statistique, en apprendra plus que toutes les discussions, et du reste le nombre des cas publiés est fort restreint. Au début , la section opticociliaire n'avait été employée que dans les cas légers, la période de succès, pendant laquelle l'énervation a paru inspirer toute confiance, a eu une durée trop éphémère pour qu'on ait eu le temps d'employer ce traitement dans beaucoup de cas.

Et d'ailleurs, pour la plupart des ophtalmologistes, même à l'époque de ses plus grands succès, la névrotomie n'a jamais été considérée que comme un traitement destiné à rester exclusivement préventif. C'est ce qui nous explique la pénurie des observations de ces cas d'ophtalmie sympathique déclarée traitée par la névrotomie. L'observation VIII de Wadsworth relate un insuccès dans un cas d'iritis.

Nous trouvons un cas analogue publié par M. le professeur agrégé Rohmer (1) de Nancy :

Observation IX.

Le nommé H... (Nicolas), âgé de 43 ans, ouvrier mineur, reçoit le 9 février 1885 à l'œil droit un éclat de fonte qui, pénétrant dans la chambre antérieure, provoque une vive inflammation avec hypopion et consécutivement une opacification du cristallin avec synéchies antérieures, diminution de la chambre antérieure. Au bout de deux mois surviennent des douleurs dans l'œil gauche, qui vont s'accentuant, et, quatre mois seulement après son accident, le malade se présente à la clinique.

A l'œil droit et sympathisant, on constate les désordres que je viens de mentionner ; cet œil semble même un peu atrophié ; sur l'œil gauche, on voit une vive rougeur périkératique, un changement de coloration de l'iris, un trouble de l'humeur aqueuse et de la douleur à la pression au niveau du cercle ciliaire ; la pupille est rétrécie et l'atrophie permet déjà de voir quelques synéchies postérieures. Je propose immédiatement au malade de pratiquer l'énucléation de l'œil droit sympathisant, ce qui est absolument refusé, le malade préférant s'exposer à toutes les conséquences fâcheuses de l'ophtalmie déclarée sur l'œil gauche plutôt que de se soumettre, dit-il, à une mutilation.

Je prescris alors atropine, fermentations chaudes, frictions mercurielles, etc., rien ne peut arrrêter la marche de l'iritis plastique. Je propose au malade de pratiquer l'énervation de l'œil sympathisant et il n'accepte l'opération que sur une promesse formelle de ne pas enlever le globe oculaire.

L'opération est pratiquée le 29 mai. Après chloroformisation du malade, je pratique sur l'œil droit sympathisant une incision conjonctivale en dehors de la cornée, je sectionne sur un crochet à strabisme le muscle droit externe, j'attire autant que possible l'œil vers l'angle interne des paupières, et avec des ciseaux courbes je sectionne le nerf optique, comme si je voulais pratiquer l'énucléation ; le globe de l'œil est alors complètement luxé de façon que sa face postérieure devienne antérieure, et avec les

---

(1) *Rev. méd. de l'Est*, 15 juin 1886, t. XVIII, n° 12.

ciseaux je coupe le plus complètement que je peux toutes les branches vasculo-nerveuses qui aboutissent à son hémisphère postérieur. L'œil est remis en place, et un point de suture est appliqué sur la plaie conjonctivale. Le lendemain et les jours suivants, l'œil est légèrement projeté en avant par l'hémorrhagie intra-orbitaire, mais ce fait peu inquiétant disparaît de lui-même au bout de quelques jours et les suites opératoires sont absolument bénignes. Quant à l'œil gauche sympathisé, il n'a nullement été influencé par l'opération pratiquée sur son congénère, l'iritis continue à marcher, et, malgré le traitement médical indiqué tout à l'heure et continué avec persévérance, l'obstruction pupillaire est bientôt complète. Une iridotomie est patiquée plus tard, mais la pupille artificielle ne tarde pas à être obstruée à son tour, et le malade s'en va définitivement aveugle, on peut dire par sa faute et son obstination.

Cependant, il serait injuste de déclarer la section optico-ciliaire une mauvaise opération, par la seule raison que dans certains cas elle n'avait pu guérir l'ophtalmie sympathique. Il est permis d'échouer parfois contre une affection aussi tenace, et l'inefficacité de l'énervation ne peut être démontrée que si les accidents qu'elle n'a pu entraver cèdent à un autre traitement. C'est à ce point de vue que l'observation suivante nous a paru très concluante.

Observation X.
(Résumée).

(Landolt, Arch. d'ophtalm., 1881, p. 397.)

Jacquin, 67 ans, se présente le 15 avril 1880. Œil gauche perdu depuis longtemps ; l'œil droit est le siège de douleurs, acuité visuelle baisse : $= 0{,}05$, rétrécissement du champ visuel, énucléation refusée.

Le 20 avril, énervation.

Le 29, troubles de la cornée, douleur ciliaire.

Le 10 mai, ulcère de la cornée.

Le 28, rétrécissement du champ visuel.

Le 10 juin, le rétrécissement augmente, l'acuité visuelle diminue de plus en plus. La kératite a guéri. Tension diminue. On refuse encore l'énucléation.

31 janvier 1881. Synéchie postérieure. Humeur aqueuse trouble. Compte doigts à 2ᵐ 50.

Refuse toujours l'énucléation.

2 mars. — Douleurs dans la moitié droite de la tête. Doigts à 2ᵐ. Enucléation, douleur complètement disparue. Sort le 7 mars fort amélioré et se conduisant beaucoup mieux.

A côté de ces insuccès, citons aussi quelques cas favorables :

En 1880, William Henry a obtenu de bons résultats dans plusieurs cas où l'on fit la névrotomie pour remédier à des accidents sympathiques graves ; ils disparurent et six et dix mois après l'opération, ils n'avaient pas reparu. Van Duyse obtint, douze jours après une névrotomie, la guérison d'une irido-choroïdite sympathique. L'observation I de la thèse de Colonna relate un cas d'iritis sympathique avec synéchies postérieures guérie en quatre jours par névrotomie.

Dans la plupart de ces observations d'ophtalmie sympathique, qu'il s'agisse de cas graves ou de cas légers, nous trouvons omis un point essentiel, la consécration de la guérison par le temps.

Presque tous les cas ont été publiés prématurément, quelques jours, quelques semaines après l'opération. Si le médecin avait pu suivre son malade, si, laissant de côté toute question d'amour-propre, il avait, deux ans plus tard, publié l'état actuel des opérés, nous sommes persuadés que l'on trouverait dans la littérature ophtalmologique bon nombre d'observations dans le genre de celle-ci :

Observation XI.

(résumée)

Obs. du Dʳ Mengin (*Rec. d'opht.*, 1880).

M. L..., 54 ans. Irido-choroïdite à gauche. Œil diminué de volume et atrocement douloureux au toucher. Douleur de la région péri-orbitaire. A droite, les accidents ont éclaté depuis cinq mois. Douleur, photophobie excessive. Enervation le 30 novembre. Le soir, douleurs vives dans le globe, mais celles du crâne ont cessé. Plus de photophobie. Guérison.

Et quatre ans plus tard :

Obs. du Dʳ Mengin (*Rec. d'opht.*, 1883, n° 9, p. 505).

Névrotomie optico-ciliaire faite il y a quatre ans pour un cas d'irido-choroïdite ancienne et douloureuse avec accidents sympatiques de l'autre œil. Guérison immédiate et suppression de tous les accidents pendant trois ans et demi. Rechute, il y a quelques mois avec retour des accidents primitifs et nécessitant l'énucléation de l'œil névrotomisé.

En citant cette observation, nous venons de mettre le doigt sur la plaie ; nous venons de montrer par un exemple bien net l'inconvénient réel de la névrotomie, le vice redhibitoire qui doit la faire rejeter d'une façon absolue.

Et cet exemple n'est pas le seul que nous puissions citer ; ce n'est pas un cas isolé, anormal, recueilli à force de recherches et mis en évidence pour faire valoir une opinion ; nous l'avons rapporté, parce que, à lui seul, il résume et explique l'histoire de la névrotomie.

En 1880, on traite par la névrotomie une malade atteinte d'une ophtalmie sympathique caractérisée par quelques troubles fonctionnels. Ces symptômes disparaissent et, quelques jours après, on lit dans un journal d'ophtalmologie la guérison d'une ophtalmie sympathique par la névrotomie.

Supposons vingt, trente observations publiées dans les mêmes circonstances, c'est assez pour faire un succès au nouveau procédé.

Voici maintenant la contre partie : deux, trois ans après l'opération, les symptômes de l'affection reparaissent avec plus ou moins de gravité ; souvent le malade, craignant une nouvelle opération aussi inutile que la première, ne consulte pas son médecin et perd la vue un peu par sa faute, beaucoup par celle du traitement ; dans d'autres cas aussi, malheureusement trop nombreux, les symptômes éclatent avec une telle gravité que toute intervention est inutile et que l'affection aboutit fatalement à la cécité.

Si le malade, victime de l'affection récidivante, ne retourne pas consulter son premier médecin, celui-ci peut considérer la guérison comme définitive et c'est ce qui nous explique l'abondance relative des cas considérés comme guéris.

Cependant, malgré toutes les causes d'erreur pouvant influencer une telle statistique, malgré le nombre des insuccès qui, pour une cause ou pour une autre, n'ont pas été publiés, nous ne serons pas embarrassé pour montrer de la façon la plus évidente et la moins contestable, c'est-à-dire par l'abondance des faits eux-mêmes, que l'observation du docteur Mengin est l'expression non d'un fait particulier, mais bien de ce qui se passe dans un grand nombre de cas : Schmidt Rimpler a été forcé, après un an, d'énucléer un œil redevenu douloureux ; Wadsworth a dû prendre aussi ce parti dans deux cas où, deux mois après l'opération, les douleurs avaient reparu dans le moignon isolé. Librecht de Gand a vu, dans un cas, les douleurs reparaître, et plus fortes qu'auparavant, neuf à dix semaines après l'opération. Hirschberg et Vogler ont de même noté un insuccès.

Dans l'observation VII de la série publiée par Landesberg, l'énucléation a été jugée nécessaire trois semaines après la névrotomie. Enfin, Krause cite quatre observations de section optico-ciliaire avec énucléation consécutive nécessitée par la récidive des douleurs ou des phénomènes sympathiques.

Hirschberg, après avoir fait une *double névrotomie* sur le même œil, à un mois de distance, a été obligé de recourir, un an après, à l'énucléation.

Nous pourrions prolonger encore cette énumération ; elle suffit pour montrer la fréquence des cas de récidive. Contentonsnous d'y ajouter un cas très intéressant dont nous avons pu suivre l'évolution à la clinique de M. le professeur agrégé Rohmer :

Observation XII.

(PERSONNELLE)

Cataracte traumatique de O. D. — Irritation sympathique de O. G. — Névrotomie de O. D. — Guérison immédiate. — Récidive un mois après. — Accidents sympathiques graves. — Enucléation.

J. Diedrich, 29 ans, tailleur de limes. Tempérament lymphatique. Constitution délicate. Le début de l'affection, pour laquelle le malade vient consulter, remonte à quatre mois. Voyageant dans un compartiment de chemin de fer, la tête penchée par la portière, il reçut dans l'œil droit une poussière de charbon. A la suite de cet accident, il se produisit une inflammation vive, et la vision diminua peu à peu.

6 mars 1886. — A l'entrée du malade, c'est-à-dire quatre mois après l'accident, la vision est à peu près complètement abolie; elle a peu changé, paraît-il, depuis deux mois. Le malade distingue bien le jour de la nuit, mais ne peut compter les doigts; il ne ressent aucune douleur. A l'éclairage oblique, on constate une opacification complète du cristallin qui est d'un blanc grisâtre; pas de stries concentriques.

12 mars — OPÉRATION DE O. D. — *Cocaïne.* — On fait une petite incision à la périphérie de la cornée (partie supéro-externe). L'humeur aqueuse sort en jet, à cause de la forte tension de la chambre antérieure. Discision de la capsule. On essaie, mais vainement, d'extraire la substance cristallinienne par l'aspiration. Après quelques efforts, extraction d'un noyau dur, noirâtre, très irrégulier. Toilette de l'œil longue et difficile, à cause de la tension intra-oculaire qui fait bomber l'iris en avant. Esérine. Pansement au sublimé.

14 mars. — Œil rouge et douloureux.

15 mars. — Douleurs vives pendant la nuit. L'inflammation a encore fait des progrès. On constate une petite hernie de l'iris par la plaie. Cocaïne. On réduit la hernie avec un stylet. Esérine.

17 mars. — La hernie s'est reproduite. Esérine à haute dose. Pas d'amélioration.

19 mars. — Nouvelle réduction de l'iris. Le prolapsus se reproduit constamment. On veut l'exciser, mais, au moment où l'on prend les précautions antiseptiques nécessaires, le malade fait un effort brusque, la chambre antérieure se vide tout d'un coup, et il se fait une issue du corps vitré. On remet l'opération à plus tard.

22 mars. — Persistance du prolapsus. On le cautérise au thermocautère. L'inflammation est moins vive; les douleurs sont moins fortes.

25 mars. — Nouvelle cautérisation. L'œil semble en meilleur état.

31 mars. — Va beaucoup mieux. Le prolapsus n'a pas reparu depuis le 25. Mais l'incision cornéenne est longue à se cicatriser. Peu de douleur.

2 avril. — L'amélioration continue.

4 avril. — Le malade quitte l'hôpital en bon état. Doit revenir dans un mois pour qu'on lui choisisse des verres.

Revient à la consultation le 13 avril. Dit éprouver, depuis deux ou trois jours, de vives douleurs sus-orbitaires du côté gauche.

L'œil du même côté est le siège d'une conjonctivite intense; rougeur, larmoiement, photophobie.

L'œil droit est redevenu un peu rouge et légèrement sensible à la pression.

Atropine et compresses chaudes trois fois par jour.

15 avril. — L'état de l'œil gauche a empiré. Cercle périkératique très accusé. Iris déformé, décoloré. L'ouverture pupillaire est divisée en deux parties par une synéchie ; l'humeur aqueuse est trouble. On ne peut voir le fond de l'œil.

17 avril. — Les douleurs deviennent plus vives dans l'œil sympathisant.

20 avril. — Depuis trois jours, l'œil droit s'est atrophié d'une façon remarquable.

L'iritis de l'œil sympathisé semble stationnaire.

O. D. : très rouge, peu douloureux, pupille déformée, attirée en haut vers la cicatrice. Vision presque nulle.

O. G. : plus enflammé que l'autre, très douloureux à la pression. Injection périkératique couleur lie de vin. Iris décoloré, déformé, ne réagit pas à la lumière. Milieux de l'œil troubles. Le malade qui, jusqu'ici, s'était refusé à l'énucléation, accepte la névrotomie.

Anesthésie par le chloroforme.

On sectionne la conjonctive à la partie externe et on décolle. Section du droit externe. Le paquet vasculo-nerveux une fois sectionné en plusieurs coups de ciseaux, on amène le pôle postérieur en avant, et l'on complète la section des nerfs ciliaires. Suture du muscle. Hémorrhagie abondante. Compression légère avec coton salicylé.

21 avril. — Un changement notable s'est produit depuis hier ; le malade va beaucoup mieux. Sa vue commence à s'éclaircir. Douleurs moindres.

22 avril. — L'amélioration continue. Le malade peut maintenant compter les doigts à 60 centimètres. La pupille est moins déformée : l'injection périkératique a disparu.

Le globe opéré, très rouge, est le siège d'un exorbitisme très prononcé.

25 avril. — L'amélioration se maintient. L'œil opéré, encore un peu rouge, a repris sa position normale. La cornée est insensible.

L'œil gauche va bien, s'éclaircit de plus en plus ; cependant on ne peut encore voir le fond de l'œil.

30 avril. — Très bon état. N'accuse plus aucune douleur. Son état général, fort délabré, commence à se remettre un peu.

10 mai. — Les milieux de l'œil n'ont pas encore leur limpidité normale ; on commence cependant à éclairer le fond de l'œil.

19 mai. — Quitte l'hôpital.

Acuité visuelle normale.

Le malade est considéré comme guéri.

Revient le 21 juin.

Depuis trois jours, ressent de fortes douleurs dans l'œil gauche et dans la région temporale du même côté. Iris déformé, tombant fortement en avant. Le globe est très dur. Tension de la chambre antérieure très augmentée. Cercle périkératique brunâtre.

Diagnostic : Récidive de l'inflammation sympathique. Attaque intense de glaucome.

L'œil droit, un peu rouge, est légèrement sensible à la pression.

On procède, séance tenante, à l'énucléation de l'œil droit. Esérine à haute dose dans l'œil gauche.

22 mai. — Peu d'amélioration. Les douleurs persistent dans l'œil gauche. La tension de cet œil est toujours aussi forte. Vision complétement abolie. Esérine toutes les heures, frictions mercurielles sur la région temporale.

23 mai. — Les douleurs sont moins vives ; mais l'œil est toujours dans le même état. On fait une iridectomie en bas. Cette opération est très difficile à exécuter, parce que l'iris est adossé à la cornée. Purgatif. Opium.

25 mai. — Va un peu mieux. Les douleurs sont bien moindres ; la tension a diminué.

27 juin. — L'amélioration persiste. Presque plus de douleur. Les milieux de l'œil s'éclaircissent un peu. La vision commence à revenir.

7 juillet. — L'œil n'est plus rouge. La tension est à peine au dessus de la normale. Plus de douleur. L'iris est déformé et altéré en haut par une synéchie.

$V = \frac{1}{3}$ (de Wecker). A l'ophtalmoscope on ne peut encore distinguer le fond de l'œil. Le malade continue à suivre le traitement mercuriel.

1er août. — Revient à la consultation. N'a plus éprouvé aucune douleur depuis sa sortie. Mais on constate une légère diminution de l'acuité visuelle. A l'ophtalmoscope, on ne peut se rendre compte de l'état de la pupille ; mais on constate un léger trouble du cristallin, et un dépôt pigmenté qui semble siéger sur la cristalloïde antérieure.

Nous avons revu le malade plusieurs fois depuis. Il voit encore assez pour venir seul à la consultation.

Pas de douleur. Le brouillard, qui obscurcit sa vue, augmente de plus en plus ; à la lumière oblique, on peut voir que l'opacification du cristallin progresse lentement.

Dans quelques mois, quand cette opacification sera complète, et que l'on sera bien assuré de la disparition des phénomènes sympathiques, on pourra peut-être, par l'extraction de la cataracte, rendre au malade un peu de cette vision qu'il a perdue par sa faute, et qu'une intervention radicale, faite à temps, lui aurait certainement conservée intacte.

A quelle cause devait-on attribuer ces insuccès ? L'expérimentation déjà avait donné l'éveil. Redard, comprenant bien que les faits observés au moment de sa thèse ne pourraient suffire à assurer le succès de la névrotomie, avait continué ses recherches expérimentales sur les suites éloignées de l'opération. Il était arrivé aux résultats suivants : la sensibilité revient par places au bout de trois ou quatre mois ; au bout d'un an et demi, elle est complète ; les nerfs ciliaires paraissent régénérés.— Dès lors l'alarme était donnée ; la régénération nerveuse était devenue le point noir des partisans de l'énervation, l'obstacle vers lequel allaient tendre tous leurs efforts.

On essaya de maintenir par une suture les troncs nerveux sectionnés. Cette suture fut faite d'abord au catgut ; l'essai, paraît-il, ne fut pas heureux, et Viscentis de Palerme, trouvant le catgut insuffisant, le remplaça par de la soie. Vains efforts ; la régénération, pour être retardée, n'en était pas moins menaçante, et la récidive était toujours la triste perspective des opérés.

C'est alors qu'on essaya d'une mesure plus radicale :

Meyer, partisan de l'énervation, mais dans le cas de névrose seulement, craignait beaucoup la régénération, comme Dor, Hirschberg, et beaucoup d'autres ; n'ayant dans la suture qu'une confiance fort limitée, il imagina de réséquer une portion de nerfs sectionnés, afin d'empêcher ainsi la coaptation des extrémités nerveuses. Il modifia le procédé opératoire de la façon suivante :

Section des muscles D. E. et D. I. Section des obliques pour bien atteindre tous les nerfs ciliaires. La capsule étant bien détachée, la résection du nerf optique devient facile. Sutures musculaires.

Depuis deux ans, l'auteur expérimente cette méthode ; il a opéré douze malades, âgés de six à quarante-six ans, et n'a pas eu de récidive.

Cette résection était le dernier refuge des partisans de l'énervation. Boucheron lui-même, en présence de nombreux insuccès de son procédé, mais conservateur quand même, déclare se
ranger à la névrectomie.

La difficulté était-elle vaincue ? Pflüger a pratiqué douze
fois la résection ; en ayant soin, dit-il de réséquer aussi loin
que possible, on obtient toujours la guérison de la douleur.

Cependant, nous trouvons un cas de Laissati de Milan qui,
après avoir réséqué un demi centimètre du nerf optique, a vu
reparaître les douleurs chez un enfant de quatorze ans, quinze
jours après l'opération. Clausen (1), dans une thèse inaugurale,
signale un cas d'ophtalmie sympathique déclarée dix-sept jours
après la résection.

Ces exemples nous montrent que ni la suture ni la résection
ne mettent à l'abri de la récidive, et que la névrectomie est
un complément insuffisant de l'énervation.

Plus récemment, Dianoux a proposé encore un autre perfec-
tionnement :

« Au lieu de suturer le tendon du droit interne divisé, il n'y a
« qu'à laisser l'œil en divergence, ou même à exagérer cette
« position par une suture provisoire, de telle façon que l'extrémité
« oculaire du nerf optique fasse un angle droit avec l'extrémité
« centrale. Un avancement pratiqué plus tard, aussi tard qu'il
« plaira, ramènera l'œil en bonne position. »

Nous ne savons si ce conseil a été suivi ; mais il nous semble
qu'une telle modification est susceptible de compromettre fortement la nutrition du globe, déjà si altérée dans la névrotomie
ordinaire.

Les expériences de laboratoire et les observations cliniques
viennent de nous montrer la fréquente inefficacité de cette opération ; l'histologie va nous en faire comprendre les dangers.

Déjà en 1875 Poncet de Cluny avait signalé à Boucheron la
régénération des nerfs ciliaires et ses résultats avaient été
confirmés par les travaux de Hirschberg et de Krause ; il revint

---

(1) *Inaugural dissertat.* Kiel. 1886.

sur cette question au congrès de Milan en 1880, et, de ses examens histologiques, il résulte que la section optico-ciliaire produit, du côté du bulbe, des troubles notables, entre autres : une choroïdite exsudative, une atrophie de la rétine, et un commencement d'inflammation du corps vitré attribuable à la migration du pigment choroïdien dans les humeurs à travers la rétine atrophiée.

Il faut reconnaître, dit-il encore, « que les délabrements « constatés sur cet œil énervé (énucléé par Landolt après « névrotomie) dépassent ceux qu'on rencontre d'habitude « dans les bulbes en voie d'atrophie. » L'origine de ces accidents, qui dénotaient une intensité inflammatoire peu commune, était manifestement partie du lieu primitif de la section optico-ciliaire, et l'opération avait été « un coup de fouet donné à la suppuration du bulbe. » — Ce n'était donc pas sans raison que nombre d'opérateurs redoutaient cette plaie faite au pôle postérieur du globe ; on créait ainsi un nouveau foyer d'infection qui pouvait exercer une influence funeste sur l'œil sympathisé, et avoir un retentissement désastreux, soit sur le bulbe, comme dans le cas de Landolt, soit du côté des méninges, comme dans le cas relaté par Panas.

Si, résumant tous les griefs qu'une pratique de quelques années a suffi pour accumuler contre la névrotomie, nous voulons maintenant porter un jugement sur cette opération, nous serons loin des belles espérances de Boucheron et de Dianoux, et des succès que les premiers débuts avaient fait entrevoir.

La prudente réserve de la Société de chirurgie de Paris est pleinement justifiée ; et si Giraud-Teulon, l'éloquent rapporteur des mémoires de Dianoux et Abadie, était invité aujourd'hui à donner de nouveau son avis, il pourrait, aux conclusions présentées prématurément par Dianoux, opposer les suivantes, avec preuves à l'appui :

1° La névrotomie, quoique d'un manuel opératoire assez simple, est cependant difficile en ce sens qu'on n'est jamais sûr de l'avoir pratiquée d'une façon complète. Elle est d'une certaine gravité, puisqu'on a noté des accidents nombreux et même des cas de mort dus à l'hémorrhagie et à l'inflammation consécutive ;

2° La conservation du globe dans son intégrité est loin d'être obtenue dans tous les cas, puisqu'on a observé de nombreux exemples d'atrophie, de kératite neuro-paralytique, de nécrose, et de fonte du globe.

3° L'action curative de l'opération a été constatée dans certains cas, surtout dans des cas de névrose sympathique. Mais cette action immédiate ne peut être assimilée à une guérison durable, puisque dans bien des cas les accidents se sont reproduits, souvent avec plus de gravité qu'avant la section ; et cette cessation des symptômes qu'il est possible d'obtenir ne peut compenser les dangers que l'on fait courir au malade, à qui l'on donne une sécurité trompeuse.

Et ce sont ces raisons qui nous permettent de proscrire formellement, dans tous les cas d'ophtalmie sympathique, cette opération dont Panas, au congrès de Londres, signalait les dangers « au nom de la science et de l'humanité. »

Statistique de l'énervation.

Trente observations de névrotomie optico-ciliaire (1) :

Obs. VII (Landesberg). — Décollement rétinien avec cataract. second. O. D. Amblyophie de O. G. Douleurs névralgiques intenses. Section du nerf optique. Les douleurs continuent. Insuccès. Énucléation du globe oculaire. Guérison.

Redard attribue cet échec à une section incomplète des nerfs ciliaires.

Obs. VIII (Boucheron). — Irodo-cyclite avec névralgie ciliaire. Névrotomie. Hémorrhagie, trentre-six heures après l'opération. Fonte purulente du globe.

Obs. IX, X, XI, XII (Dianoux). — Énervation pratiquée dans des cas où il y avait imminence d'ophtalmie sympathique. Guérison.

Dans les deux premiers cas il y eut un strabisme persistant, dans le troisième une kératite neuro-paralytique.

---

(1) Redard, Th. de Paris, 1879.

Les dix observations qui suivent sont empruntées à la pratique de Schœler, quatre fois la section à été faite dans des cas où il y avait menaces d'accidents sympathiques, les six autres opérés étaient atteints de névralgies ciliaires. Guérison dans tous les cas.

Obs. XXIII (Dor de Lyon). — Section optico-ciliaire dans un cas de photopsie rebelle. Guérison.

Neuf observations recueillies à la clinique du docteur Abadie (1), pour des névralgies ciliaires ou des cas de névrose sym pathique. Guérison.

Quatre observations de la clinique de Meyer relatant quatre guérisons par la névrotomie dans des cas de névralgies accompagnées, chez deux malades, de menaces d'accidents sympathiques.

Armaignac, *Journal de médecine de Bordeaux*, 1879-81. — Un cas de névrotomie suivie de phlegmon rétro-oculaire et de fonte purulente de l'œil.

Chisolm de Baltimore (2). — Sept observations de névrotomies pratiquées avec succès.

Congrès de Milan, 1880. — Meyer, craignant la régénération nerveuse, pratique la résection du nerf optique : sur douze cas, n'a pas eu de récidive.

De Viscentis (de Palerme). — Quatre observations :

1° Irido-choroïdite provoquant des accidents sympathiques : Énervation. Guérison.

2° Irido-choroïdite exsudative, accidents sympathiques : Énervation. Douleurs persistantes. Insuccès.

3° Staphylome de l'œil sympathisant : Irido-choroïdite sympathique. Énervation. Exophtalmos. Enucléation obligée, l'œil s'étant nécrosé.

4° Enervation dans un cas de glaucome. Cessation des douleurs.

Pflüger. — Douze opérations de résection du nerf optique, sur lesquelles deux cas de protusion du bulbe par hémorrhagie et énucléation consécutive.

Laissati de Milan. — Un cas où il y eut récidive des douleurs après résection de un demi-centimètre du nerf optique.

Librecht de Gand. — Un cas où les douleurs sont revenues de neuf à dix semaines après l'énervation.

----

(1) Abadie, *Gaz. hebdomad.*, Paris, 1880, p. 62 ; outre les neuf observations publiées par Redard, Abadie a pratiqué avec succès neuf autres névrotomies.

(2) Chisolm, *A new Operation in Ophtalm. Surgery*, p. 16, nov. 1879.

Chisolm, New-York, *Méd. J.*, mars 1880. — S. J., âgé de 35 ans, a perdu O. D. à la suite d'ophtalmie purulente. Amblyopie excessive depuis un mois. Section optico-ciliaire. Guérison. $V = \frac{20}{20}$.

Hirschberg et Vogler (1). — Névrotomie d'un œil blessé par un fragment d'acier. Insuccès. Enucléation consécutive.

Warlomont rapporte dans les *Annales d'oculistique* (1er semestre, p. 65, 1880), quatre observations :

Obs. I (Van Duyse). — Névrotomie optico-ciliaire de O. D. pour une irido-choroïdite sympathique chez une femme de 42 ans, la vision de l'œil gauche était presque nulle. Guérison sans accident, O. G. compte les doigts à 30 centimètres.

Obs. II (Dransart). — Enervation pour une blessure de l'œil droit d'un enfant de quinze ans. Guérison.

Obs. III (Dr Mengin), voir notre observation, page 64. — Guérison suivie, trois ans après, d'une récidive.

Obs. IV (Warlomont). — Névrotomie pour un cas d'amblyopie sympathique.

Haltenhoff (2). — Cataracte traumatique, décollement de l'iris, perte de la vision. Douleurs. Photophobie dans l'autre œil. Enervation le 25 mai 1880. Aucun accident. Résultat excellent persistant six semaines après.

Knapp (3). —Neuf cas de névrectomie, trois fois seulement dans des cas de névrose sympathique. Bons résultats. Dans l'observation IV, il y eut une large ulcération de la cornée ; chez le malade qui fait l'objet de l'observation VIII, il y eut, le quatrième jour, une nécrose des tissus dans le voisinage de la plaie, une forte propulsion du bulbe, et une nécrose de la cornée.

Obs. II (Raynaut) (4). — Corradi (Marie), soixante-quatre ans, O. D. perdu depuis sept ans, suite d'opération de cataracte. Le moignon est le siège de douleurs intermittentes, très aiguës depuis un mois. O. G., cataracte sans troubles réflexes. Névrotomie. Douleurs très vives après l'opération ; œdème des paupières ; réaction fébrile. Enucléation le septième jour. A l'autopsie, on trouva une collection purulente en arrière du moignon.

L'observation I est un cas de guérison à l'actif de la névrotomie, obtenu par M. Métaxas qui, dit M. Raynaut, sur trentehuit opérations n'a observé que trois récidives.

(1) Hirschberg et Vogler, *Arch. of opht.*, 1880, t. IX, p. 386.
(2) Haltenhoff, *Bull. de la Soc. méd. de la Suisse Normande*, nov. 1880.
(3) Knapp, *Arch. für Augenheilk*, vol. X, chap. I, p. 14-22.
(4) Raynaut, Th. Montpellier, 1880.

Virginio Santarnecchi (cité par Warlomont) (1). — O. D. opéré de cataracte par abaissemeut et irido-choroïdite cousécutive. Début d'atrophie quelques mois après, menaces d'accidents sympathiques dans O. G. Section optico-ciliaire par le côté interne. Hémorrhagie modérée. Kératite neuro-paralytique, qui aboutit à la nécrose totale de la cornée, quinze jours après l'opération.

Panas (2). — Sur deux opérations qu'il a pratiquées, a observé un cas de fonte purulente de l'œil et un cas de mort survenu chez un enfant de quatorze ans, suite d'une méningite suppurée le troisième jour après l'opération.

Landolt (3). — Enervation chez un malade de 67 ans. Pas d'amélioration. Enucléation un an après. Guérison.

Poncet de Cluny, dans un article du *Progrès médical* (15 juillet 1882), analyse de nombreuses observations de névrotomies dues à Wadsworth, Landerberg et Krause. Wadsworth (4) présente, à la réunion de New-Port (1881), quinze cas d'énervation :

Sur les quinze cas, dix peuvent être considérés, dit Poncet, comme ayant fourni un bon résultat en ce sens que les douleurs locales ou sympathiques ont été arrêtées. Deux fois, l'énucléation a été jugée nécessaire ; il y a eu deux fois ulcération de la cornée, une fois imminence de phlegmon, et une fois fonte purulente du globe. Le retour de la sensibilité de la cornée a été constatée six fois sur quinze.

Landesberg (5). — Série de vingt-trois observations. Il y a eu trois nécroses de la cornée, et une kératite neuro-paralytique, le retour de la sensibilité a été constaté ; dans un cas, on fut obligé de recourir à l'énucléation.

Bunge, dit Poncet, n'a eu, sur quinze cas, qu'un seul fait de suppuration et un seul d'énucléation consécutive.

Leber. — Un cas d'ophtalmie sympathique survenant après la névrotomie.

Hirschberg. — Double névrotomie, sur le même œil, à un mois de distance. Enucléation nécessaire.

---

(1) SANTARNECCHI, *Ann. d'ocul.*, 1880, t. 83, 1er sem., p. 169.
(2) PANAS, Communication au congrès de Londres, 1881.
(3) LANDOLT, sect. optico-ciliaire. *Arch. d'opht.*, 1881, p. 397.
(4) WADSWORTH, *Optico-ciliary nevrotomy*.
In Transactions of the american ophtalmological Society.Seventeenth annual Meeting, Newport, 1881. (New-York, *by the Society*, 1881.)
(5) LANDESBERG, *In klinische Monatsblatter für Augenheilk von zehender October*, Philadelph., 1881.

Poncet complète cette statistique en citant le cas de Krause (1), assistant de Hirschberg :

Ces quatre énervations furent suivies d'énucléations ; l'intervalle entre les deux opérations fut, dans le premier cas, de trois mois et demi, dans le second de quatre mois, dans le troisième de deux ans, et dans le quatrième de deux mois. Hémorrhagie abondante. Exorbitisme. Menaces de phlegmon. Guérison.

Schmidt Rimpler (2). — Un cas de névrotomie pour douleurs vives. Récidive un an après. Enucléation.

D. Norris (3). — Enervation sur un œil pendu par suite de glaucome. Hémorrhagie consécutive telle que le globe oculaire ne peut rentrer dans l'orbite, et qu'on dut faire l'énucléation.

Nicolini (4). — Œil atrophié et douloureux, suite d'irido-choroïdite traumatique. Prodrômes d'ophtalmie sympathique. Névrectomie. Guérison.

Péna (5). — O. D. perte de vision. Vive inflammation, suite de luxation du cristallin. Amblyopie sympathique de O. G. Douze jours après l'opération, l'acuité visuelle de O. G. augmentait considérablement.

Klein (6) rapporte douze observations du professeur Schweigger, avec résultat favorable ; dans la plupart des cas, on avait pratiqué la résection du nerf optique. Pas d'accident.

Dransart (7) a fait quatorze énervations sans avoir à regretter d'accidents.

Dianoux (8) a pratiqué quarante énervations et n'a eu à intervenir de nouveau que dans un cas pour une récidive de névralgie ciliaire.

Ajoutons à cette statistique, certainement très imparfaite, les deux cas d'insuccès complet qui ont été observés à la clinique de M. le professeur agrégé Rohmer.

---

(1) Fed. Krause, *Archiv. für Augenheilk. XI Band\Heft.* (Wiesbaden, 1882).
(2) Schmidt Rimpler, *Boston society for medical improv.*, 13 janv. 1880.
(3) D. Norris, *Norsk Magazin*, 1880, p. 303.
(4) Nicolini, *Annal. di Ottalm.*, X, (1882).
(5) Péna, *Rev. d'opht.*, 1882.
(6) Klein, *Inaug. dissert. Wuzburg*, 1882.
(7) Dransart, *Bull. et mém.* de la Soc. franç. d'opht., 1886, p. 10.
(8) Dianoux, *Bull. et mém.* de la Soc. franç. d'opht., séance du 27 avril 1886.

QUATRIÈME PARTIE

Exentération du globe.

C'est pour suivre l'ordre chronologique que nous étudions l'exentération après la névrotomie optico-ciliaire ; sa place eut été mieux marquée après l'ablation du segment antérieur dont elle se rapproche par certaines particularités de son manuel opératoire.

On a même voulu faire un rapprochement plus complet (1) entre la nouvelle opération imaginée par Græfe, et d'anciens procédés, tel que l'évidement de Guérin (2) et de Sichel, ou l'abscission de Crittchett. Mais, comme le fait très bien remarquer Debierre (3), il existe une différence essentielle entre les ablations partielles et l'exentération. Dans celle-ci, on fait, il est vrai, l'excision de la cornée ; mais c'est surtout dans le but de s'ouvrir une large voie pour pénétrer dans l'intérieur du globe, et le principal objectif est d'enlever soigneusement les membranes profondes de l'œil, de ne laisser absolument que la coque scléroticale ; c'est là le point capital de l'exentération, le but qu'aucun procédé n'avait réalisé jusqu'alors. Avant Græfe, cette opération, pratiquée, dit-on, plusieurs fois, était faite selon l'inspiration du moment ; ce n'était pas une opération à temps réglé, et l'ophtalmologiste de Halle l'a faite réellement sienne en la régularisant, et en la complétant par la méthode antisep-

---

(1) DUJARDIN, *Rev. clin. d'ocul.* 6ᵉ année. Nᵒ 1, janv. 1885, p. 7.
(2) GUÉRIN, *Essai sur les maladies des yeux.* Lyon, 1769, p. 421.
(3) DEBIERRE, *Revue d'ophtalm.* 1885, p. 75.

tique. C'est cette antisepsie rigoureuse qui en fait l'originalité, et qui, depuis la théorie de Deutschmann, en est la raison d'être.

En proposant pour la première fois son procédé au congrès des naturalistes allemands réunis à Magdebourg en septembre 1884, Albr. Græfe (1) en décrivit ainsi le manuel opératoire :

Manuel opératoire. « Pour limiter autant que possible la bles-
« sure, et pour ne pas ouvrir l'espace de Ténon, on incise la con-
« jonctive du bulbe seulement dans une petite étendue, un ou
« deux millimètres, du bord de la cornée. On enlève la cornée.
« Avec une curette mousse, on peut maintenant effectuer facilement
 l'évacuation totale du bulbe jusqu'à ce qu'il ne reste que l'enve-
« loppe formée par la sclérotique. Pendant cette manipulation, on
« fait irriguer continuellement avec une solution froide de sublimé
« (1 pour 5000) la partie où l'on opère, lavée préalablement avec un
« antiseptique, et surtout l'espace occupé par le bulbe ; cet espace
« est saupoudré d'iodoforme après l'arrêt de l'hémorrhagie qui, en
« général, est très légère. On réunit la conjonctive avec du catgut,
« et enfin, après une nouvelle aspersion d'iodoforme, on applique
« sur la plaie fermée un pansement au sublimé. »

Historique. — Cette opération, que Græfe exécutait déjà depuis un an avant sa publication, fut, par un hasard singulier, exécutée presque simultanément par deux autres ophtalmologistes, Mulder en Hollande et Mules en Angleterre, sans qu'il y ait eu, entre les trois opérateurs, aucun échange d'idées antérieur.

Les travaux de Mulder, qui a expérimenté de nombreux procédés sur des cadavres et des lapins vivants, sont exposés dans la thèse de Daubenton, publiée en Hollande en décembre 1884. L'auteur, quoique n'ayant jamais pratiqué l'opération sur l'œil malade, lui croit cependant des indications dans l'ophtalmie sympathique.

Quelques mois plus tard, Mules de Manchester (2) publiait en Angleterre l'observation d'un malade à qui il avait prati-

---

(1) Græfe, *Enucleatio oder Exenteratio. Versammlung der deutsch. Naturforscher und Aerzte*, Magdebourg, 1884. Traduit par Rogman, *Sem. médicale*, 16 août 1884.
(2) *Lancet*, 1885, n° 13.

qué une opération nouvelle qu'il appelait *éviscération* de l'œil ;
le manuel opératoire avait été le suivant :

Anesthésie (Spray). — La partie antérieure de l'œil est sectionnée
à la jonction scléro-cornéale, avec un couteau à lame mince. On
évacue ensuite le contenu du globe en ne laissant que la coque
scléroticale. Ce curage a été fait avec des pinces munies de charpie
sèche. Irrigation d'une solution de sublimé pendant l'opération.
Puis la sclérotique fut incisée entre les muscles droit interne et
droit inférieur, et on y introduisit une petite sphère en verre creuse
destinée à empêcher l'affaissement de la coque scléroticale, et à
préparer ainsi un beau moignon pour la prothèse. Drain de catgut
dans l'angle interne. Suture de la sclérotique. Iodoforme. Gaze
de Lister. L'opération, y compris l'anesthésie, avait duré de quinze
à vingt minutes.

Le malade resta au lit quatre ou cinq jours ; cinq semaines
après, il n'y avait encore aucune trace d'irritation.

Cette opération, qui, par une singulière coïncidence, était proposée presque en même temps dans trois publications indépendantes l'une de l'autre, répondait à un véritable besoin. Aussi
nombre de chirurgiens ne tardèrent pas à imiter la pratique de
Græfe ; Fiske, Reymond de Turin, Albini , Abadie essayèrent
le nouveau procédé, et Mavel (1) en fit le sujet de sa thèse inaugurale. Aussi, quoique de date récente, l'exentération a un
dossier suffisamment fourni pour nous permettre d'y puiser les
éléments nécessaires à son appréciation. Il est cependant un
point sur lequel nous nous abstiendrons de formuler ce jugement : c'est la valeur de ce traitement au point de vue de la guérison définitive. Ce n'est pas par une expérience de deux années
que l'on peut juger de la guérison définitive de l'ophtalmie
sympathique : il ne faut donc pas demander à la clinique de
nous renseigner et les seules présomptions que l'on puisse avoir
à ce sujet sont tirées de la physiologie pathologique.

But de l'exentération. — Le but de l'exentération était de
remplacer, dans certains cas, au] moins, sinon dans tous, les
autres modes de traitement employés avant elle. Venue à une

---

(1) Mavel : *De l'exentération du globe oculaire*. Th. Paris, janv. 1885.

époque où l'insuffisance de l'amputation partielle et de la névrotomie était généralement reconnue, où quelques insuccès dus à l'énucléation venaient de mettre en défiance les partisans de ce procédé, la méthode de Græfe était la bienvenue ; mais, pour qu'elle eût quelque chance de réussite, elle devait répondre à trois conditions :

1° Présenter une innocuité moindre que l'énucléation à qui elle devait être substituée.

2° Réunir les conditions d'une bonne prothèse.

3° Être supérieure en efficacité aux procédés antérieurs, l'amputation partielle et la section optico-ciliaire.

Ce sont ces trois conditions que nous allons examiner :

I. — L'exentération est-elle une opération bénigne ?

Après toute opération portant sur le globe de l'œil, deux sortes d'accidents peuvent survenir : des accidents dans le bulbe lui-même, et d'autres plus graves, dans la loge rétro-oculaire.

a) *Accidents du côté du bulbe.* — Considérée au point de vue des accidents dont le moignon peut être le siège, l'exentération a toutes les raisons d'être plus bénigne que toutes les autres méthodes partielles, en ce sens qu'elle supprime tout ce qui, dans le bulbe, est de nature à s'enflammer facilement. Comparons-la, par exemple, à l'amputation du segment antérieur : dans cette opération, le corps vitré, la choroïde, la rétine, laissés en place, sont autant de matériaux voués à l'inflammation, si celle-ci, au lieu de rester localisée à la superficie, gagne la profondeur. Dans la première, au contraire, que laisse-t-on ? une coque scléroticale, sorte de loge fibreuse presque inaccessible à l'inflammation qui, n'ayant pas de combustibles à l'intérieur du globe, reste localisée au niveau de la section. Il est vrai qu'au niveau du segment antérieur, le processus inflammatoire peut atteindre la conjonctive, faire manquer la réunion par première intention, et retarder la guérison

11

de quelques jours. Aussi dans quelques cas est-on obligé, comme le recommande Græfe, de toucher et refouler le chémosis sortant de la fente palpébrale.

Malgré cet inconvenient de peu d'importance, l'exentération n'en est pas moins supérieure, au point de vue de l'inflammation consécutive du moignon, aux autres méthodes partielles.

Un autre accident, plus grave, a été noté du côté de la portion restante du bulbe. Albini (1) de Turin a eu l'occasion d'observer à la clinique du professeur Reymond deux malades opérés d'exentération, pendant la guérison desquels se produisit une nécrose totale de la sclérotique. De quelque façon que se soit produite cette élimination nécrotique (mauvais état général du patient, processus inflammatoire rétro-bulbaire préexistant), il n'en est pas moins vrai qu'il faudra désormais compter avec cet accident inhérent à l'opération elle-même.

Dans une séance récente de la Société française d'ophtalmologie, Galezowski signala trois cas de phlegmon consécutifs à l'exentération : un cas de Richet, opéré en 1869 et deux cas personnels opérés quelques années après. Mais dans ces cas, l'opération avait-elle été pratiquée d'après le procédé de Græfe ?

b) *Accidents rétro-bulbaires.* — C'est surtout dans le but d'éviter les accidents inflammatoires rétro-bulbaires, et la propagation de ces accidents aux méninges, que Græfe propose l'adoption de son procédé. Aussi fait-il précéder sa communication d'une énumération des cas de méningite observés après l'énucléation et la névrotomie. Mais, avant de comparer ces opérations au nouveau traitement de Græfe, il est nécessaire d'entrer dans quelques détails anatomiques que nous essayerons d'exposer le plus nettement et le plus brièvement possible :

Relations anatomiques entre la cavité orbitaire et la cavité crânienne.

Deux voies se présentent pour faire communiquer ces deux cavités : le processus inflammatoire peut passer, d'un côté, par l'espace de Ténon, de l'autre par les gaînes du nerf optique.

______

(1) Albini, *Gazetta della clinich*, n° 18, 1886.

1° *Communication entre le bulbe et la cravité crânienne par l'espace dc Ténon.* — Cette communication est établie normalement par les espaces lymphatiques qui se trouvent autour des artères ciliaires postérieures et des *vasa corticosa.* espaces qui servent d'intermédiaires entre le tissu périchoroïdal (*lamina fusca*) et l'espace lympathique de Ténon. — (Caye et Retzius).

Une communication anormale peut en outre exister quand, par une manœuvre intempestive, on ouvre la capsule de Ténon qui isole le globe du reste de la cavité orbitaire. Par le fait de ces communications lymphatiques ou anormales entre l'espace de Ténon et la cavité bulbaire, cette cavité communique ainsi avec l'espace supra-vaginal, contigu à la dure-mère.

Dans la plupart des cas où l'inflammation s'est communiquée aux méninges, l'espace de Ténon a été reconnu indemne de tout processus inflammatoire pendant l'affection et à l'autopsie. Aussi n'insisterons-nous pas sur cette première voie.

2° *Communication par la gaîne du nerf optique.* — Cette deuxième voie de communication que les travaux de Schwalb ont surtout contribué à faire connaître, mérite de nous arrêter plus longtemps.

On sait que les méninges envoient un prolongement au nerf optique et lui forment une gaîne : la dure-mère et l'arachnoïde viennent se confondre au niveau de la sclérotique et en former la partie externe.

La pie-mère vient former la partie interne de la sclérotique, ne se confondant avec les deux autres membranes qu'après s'être mise directement en contact avec l'intérieur du bulbe.

Entre la dure-mère et l'arachnoïde se trouve l'espace sus-arachnoïdien. Entre les prolongements arachnoïdien et pie-mérien se trouve l'espace sous-arachnoïdien, plus connu sous le nom d'espace intervaginal.

Ces espaces se continuent avec les cavités analogues formées par les méninges autour du cerveau.

Il est maintenant facile de comprendre comment une section du nerf optique fera communiquer avec l'extérieur les espaces méningés.

De là le grand avantage qu'il y aurait à éviter cette section tout en supprimant le point de départ des accidents sympathiques.

Cet avantage est-il réalisé par l'exentération ?

Ici, pas de section du nerf optique, partant, pas de section des gaînes ; mais l'ouverture de ces gaînes est-elle bien réellement évitée ?

Un mot d'anatomie est encore ici nécessaire :

Nous avons vu tout à l'heure la dure-mère, l'arachnoïde et la pie-mère aboutir à la sclérotique ; les deux premiers de ces prolongements se confondent presque tout de suite à ce niveau ; la gaîne piale s'insinue plus avant, prolongeant plus ou moins dans l'intérieur de la sclérotique l'espace intervaginal.

Or, si nous considérons les moyens de protection que la nature a donnés à cet espace que nous pourrons appeler la zone dangereuse, nous voyons que cette zone est limitée du côté externe par une couche épaisse de sclérotique ; du côté interne, au contraire, c'est-à-dire du côté de l'intérieur du globe, elle n'est protégée que par un mince feuillet de sclérotique, formé par la pie-mère, d'une ténuité presque épithéliale. Et c'est ce mince feuillet, disons-nous, qui sépare notre zone dangereuse de la choroïde.

Si maintenant nous revenons au manuel opératoire de l'exentération, nous trouvons qu'il y est indiqué d'évacuer le contenu du globe avec une petite curette jusqu'à ce qu'il ne reste que l'enveloppe formée par la sclérotique. Mais comment nous apercevrons-nous que la coque scléroticale reste seule ? Quand la curette ne ramènera plus aucun débris, et donnera à la main qui la guide la sensation d'une surface lisse et unie. Le résultat ne sera pas obtenu sans un certain effort ; les membranes du fond de l'œil sont relativement résistantes, solidement fixées (1), ce dont on peut s'assurer, du reste, en essayant de les attirer avec une pince. Comment donc s'apercevoir du moment exact où il faudra s'arrêter, à un millimètre près, sous peine d'aller trop loin ? Aussi la plupart des auteurs recommandent-ils de ne se servir des pinces et de la curette tranchante que le moins possible. Bien souvent néanmoins, malgré la délicatesse toute chirurgicale que ne manquera pas d'y mettre l'opérateur, la zone dangereuse sera touchée, et l'espace intervaginal mis à nu.

Et dans ces cas le grand avantage que Græfe a cru voir dans

---

(1). Mavel, *loc. cit.*

l'exentération, celui de laisser intactes les gaînes du nerf optique, doit être relégué dans le domaine de la théorie.

Loin de nous cependant de vouloir dire par là que l'exentération soit une opération grave ; car l'ouverture de la gaine vaginale n'est pas aussi terrible que l'ont prétendu certains auteurs, Græfe entre autres.

On peut cependant en conclure qu'indépendamment des accidents qui peuvent se produire du côté du moignon, la propagation de l'inflammation aux méninges n'est pas plus évitée que dans l'énucléation.

II. — Avantages de l'exentération au point de vue prothétique.

Les diverses modifications apportées au manuel opératoire des nombreux traitements de l'ophtalmie sympathique ont été en partie inspirées par le désir d'éviter la difformité. A part la névrotomie, qui parfois conserve l'œil intact, le but des autres procédés est d'obtenir un beau moignon, insensible, pouvant facilement supporter un œil artificiel et lui communiquer des mouvements.

L'ablation du segment antérieur réaliserait assez bien ce desideratum, si cet avantage n'était souvent annihilé par la suppuration et par la récidive des douleurs dans le moignon. Nous avons vu précédemment qu'à ce double point de vue des douleurs et de la suppuration, l'exentération avait sur l'ablation partielle un avantage marqué. En est-il de même pour le volume et la mobilité du moignon ? Celui-ci est uniquement formé par la coque scléroticale ; et la conjonctive n'étant plus soutenue à l'intérieur par le corps vitré, cette coque s'affaisse et diminue beaucoup de volume ; le résultat est le même que celui de l'ablation partielle après issue du corps vitré. C'est pour remédier à cet inconvénient, à cet affaissement du moignon, que Mules de Manchester avait proposé le moyen ingénieux, mais, croyons-nous, peu pratique, que nous avons décrit précédemment. Nous doutons fort que cette substitution d'un globe de verre au corps vitré reçoive jamais un accueil bien enthousiaste. Aujourd'hui que tous les efforts tendent à éviter la moindre irritation du moignon, qu'il est recommandé de retarder autant que possible l'application de l'appareil prothétique, quel opérateur oserait se risquer dans un cas d'ophtalmie sympathique à provoquer une source constante d'irritation par l'introduction d'un corps étranger à demeure dans la cavité du bulbe.

Cependant, même sans la modification de Mules, ce qui reste de l'œil est encore suffisant pour permettre une bonne prothèse ; la cicatrice est habituellement régulière, sans saillies, sans bourgeons ; elle offre même, à son centre, une légère dépression qui favorise le port de l'œil artificiel (Mavel). La pupille de ce dernier, d'après le même auteur, pourrait effectuer une course de un centimètre en moyenne. C'est en tous cas un résultat bien supérieur à celui que l'on obtient par l'énucléation.

Malheureusement, ce résultat n'est pas toujours obtenu ; dans les trois cas cités par Galezowski, il a été annihilé par la suppuration ; de même dans celui de Knapp où il y eut une panophtalmie ; — nous avons cité également les deux cas d'Albini où il y eut nécrose de la sclérotique. Dans ces deux derniers, le résultat obtenu était tout à fait semblable à celui de l'énucléation.

III. — Action curative de l'exentération.

On peut se rendre compte de cette action curative par les résultats cliniques de l'opération, fort incomplets, sans doute, et par l'examen de certaines considérations de physiologie pathologique qui ne peuvent nous donner que des présomptions.

En se reportant aux objections que nous avons faites précédemment aux procédés d'ablation partielle, on peut voir que le principal inconvénient de ces procédés est de laisser dans le globe des organes qui, plus tard, pourront devenir le point de départ d'une ophtalmie.

L'exentération échappe en partie à ce reproche en ne laissant en place que l'enveloppe fibreuse du globe ; c'est bien peu, et c'est beaucoup cependant, si l'on songe que dans certains cas on est obligé de réséquer encore le semblant de moignon laissé par l'énucléation elle-même. Certes, la sclérotique est constituée par un tissu peu prédisposé à l'inflammation ; mais un auteur n'a-t-il pas récemment cité un cas d'ophtalmie sympathique survenue après une simple piqûre de sangsue sur la sclérotique ?

De plus, on laisse avec cette membrane la portion intrasclérale des nerfs ciliaires et du nerf optique, fait qui peut avoir son importance si, au moment de l'opération, le processus inflammatoire a déjà gagné le segment postérieur de l'œil.

Quoi qu'il en soit de la valeur de ces objections théoriques, c'est à l'expérience qu'il convient de nous renseigner sur ce point. Bien que peu nombreuses, les observations qui ont été déjà publiées sur ce sujet sont insuffisantes pour qu'on puisse se rendre compte des résultats immédiats de l'opération. Græfe, au congrès de Magdebourg, établissait la légitimité de ce traitement par la relation de quarante-deux succès auquel il ajouta dans la suite vingt-deux cas avec résultat favorable. L'exentération avait été pratiquée dans les circonstances les plus diverses : irido-cyclites graves, affections staphylomateuses et glaucomateuses, cysticerques, hémophtalmies avec calcification, panophtalmie, etc.

Mavel, qui en a résumé quelques observations dans sa thèse, cite trois cas de la clinique du docteur Abadie, un cas de Gillet de Grandmont, et un cas du service de Duplay. Ces cinq cas se sont terminés sans accidents, et l'application d'un œil artificiel a pu être toléré vers le quinzième jour en moyenne. Notons cependant que dans tous ces cas l'opération a été pratiquée dans un but prophylactique, et qu'on ne peut rien conclure au point de vue de la guérison de l'ophtalmie sympathique.

Albini a vu aussi à la clinique du professeur Reymond de Turin un certain nombre d'opérations de ce genre, dont une série de huit cas parmi lesquelles deux cas de nécrose de la sclérotique que nous avons cités.

Enfin nous avons recueilli à la clinique de M. le professeur agrégé Rohmer de Nancy les deux observations suivantes :

Observation XIII,

(personnelle et inédite).

Mme Foncin, sans profession, quarante ans. Tempérament lymphatique. Antécédents scrofuleux. Traces de ganglions suppurés dans la région du cou. N'a jamais eu un état de santé absolument satisfaisant.

A l'âge de six ans, la malade eut la rougeole et fut atteinte consécutivement d'une conjonctive, elle subit un traitement antiscrofuleux, mais l'affection ne céda que momentanément, et pour reparaître bientôt avec une nouvelle intensité.

Enfin, après plusieurs atteintes successives, la malade, âgée alors de quatorze ans, fut traitée dans un hôpital de Paris par des cautérisations au nitrate d'argent et des instillations d'atropine.

A ce moment guérison relative : la malade quitte l'hôpital avec un léger brouillard devant les yeux. Cet état dura dix ou quinze ans pendant lesquelles elle eut à souffrir de plusieurs conjonctivites légères.

Puis nouvelle inflammation cette fois beaucoup plus intense que les précédentes. Ecoulement mucopurulent. Ulcération de la cornée des deux côtés. Traitement : pommade jaune. Sangsues à la tempe. Sirop d'iodure de fer. Huile de foie de morue. Atropine. Compresses chaudes. L'affection guérit, laissant à l'œil droit une petite taie centrale. Mais l'état général de la malade étail très peu satisfaisant, elle souffrait de rhumatismes, mangeait à peine, et passait ses journées à lire, se fatiguant beaucoup la vue.

Il y a six mois, l'œil gauche, qui était le meilleur, fut atteint de conjonctivite intense avec ulcération de la cornée : l'affection dura deux mois et voici ce que l'on constate aujourd'hui à cet œil.

Œil gauche : Il est un peu atrophié. Un leucome s'étend à toute la cornée, pannus à la partie interne.

La malade distingue encore un peu les objets fortement éclairés, mais ne les voit qu'à travers un brouillard ; elle ne peut compter les doigts. Pas de douleurs spontanées. L'œil est un peu sensible à la pression.

Œil droit. A l'œil droit on constate une petite taie centrale ; cette altération ne gêne pas considérablement la vision qui permet à la malade de lire, de coudre, etc.

Mais aujourd'hui l'acuité visuelle est considérablement diminuée. La conjonctive est enflammée. L'iris est décoloré, bordé à la périphérie d'une zône rougeâtre ; la pupille est déformée, réagit très lentement à la lumière, les milieux de l'œil sont troubles et ne permettent pas l'examen ophtalmoscopique.

Cet état dure depuis cinq ou six jours ; en même temps la malade ressent des douleurs assez vives dans l'angle externe de l'œil et la région sus-orbitaire.

Justement inquiétée de la diminution de l'acuité visuelle de l'œil qui lui reste seul, la malade réclame une intervention énergique ; on propose l'exentération.

29 janvier. — Exentération de l'œil. Chloroforme. Lavages antiseptiques de l'œil à opérer. Les paupières étant écartées par un blépharostat, on saisit la conjonctive avec des pinces à griffes et on la dissèque tout autour de la cornée avec des ciseaux. Avec un couteau à cataracte on ponctionne la cornée, un peu en dehors de son insertion à la sclérotique, au niveau du diamètre transversal, et l'on fait une incision à lambeau supérieur. Saisissant alors avec la pince le segment supérieur de la cornée ainsi détachée, on complète l'ablation de celle-ci en sectionnant avec des ciseaux le lambeau inférieur.

Cela fait, on enlève tout le contenu de l'œil avec une petite curette.

Légère hémorrhagie ; on comprime un instant avec une éponge, et on lave largement la cavité avec une solution de sublimé.

Suture de la conjonctive avec quatre fils de soie; pansement au sublimé.

Occlusion de l'œil droit et atropine à haute dose.

30 janvier. — Peu de douleur, écoulement séro-sanguinolent assez abondant, paupière supérieure tuméfiée.

31 janvier. — Bon état; on continue les lavages deux fois par jour ; la paupière supérieure est le siège d'une tuméfaction énorme, peu d'écoulement.

1er février. — La paupière supérieure est encore rouge, mais moins gonflée que la veille ; la malade ne peut ouvrir l'œil spontanément; quelques gouttes de pus dans les pièces du pansement ; on enlève les fils.

La malade se plaint de ressentir encore quelques douleurs dans la tête, mais non localisées. La vision de l'œil droit est plus nette, elle lit assez facilement les caractères ordinaires d'imprimerie.

12

On continue l'atropine.

Frictions sur les tempes avec pommade mercurielle bella-donée. La malade quitte l'hôpital en bon état, ne s'est pas repré-sentée depuis.

Observation XIV.

(Personnelle; inédite).

Victor Frigant de Sevigny, 66 ans, cultivateur.

Bonne constitution, bonne vue antérieure.

Vers le 20 décembre dernier, le malade, battant à la mécanique, reçut dans l'œil gauche un grain d'avoine qui vint heurter assez violemment la cornée. A la suite de cet accident, le malade eut une ulcération de la cornée, et une kératite parenchymateuse que l'on traita pendant deux mois par l'atropine, et les compresses chaudes.

Depuis le moment de l'accident, la vision de l'œil gauche est abolie complètement.

Voici ce que l'on constate actuellement :

La conjonctive oculaire est fortement injectée, une taie absolument opaque occupe presque toute l'étendue de la cornée.

Douleurs temporales assez vives.

L'œil droit est resté intact jusqu'il y a sept ou huit jours ; à ce moment le malade a commencé à y ressentir quelques picotements ; le lendemain, il y eut de la photophobie et du larmoiement, et la vision devint de moins en moins nette.

On constate aujourd'hui les altérations suivantes :

Conjonctive légèrement enflammée, pas de déformation de l'iris. A l'ophtalmoscope la papille est rosée et ne se distingue pas très bien du reste du fond de l'œil.

Quelques douleurs sus-orbitaires peu vives.

Le malade étant décidé à se laisser opérer, on fait l'exentération comme dans l'observation précédente. Trois points de suture.

Le lendemain, le malade va assez bien, peu de douleur, paupière supérieure un peu tuméfiée.

Le surlendemain, état satisfaisant, paupières tuméfiées.

Le troisième jour, on enlève les points de suture, le malade va très bien, presque plus de gonflement, vision beaucoup plus nette à l'œil droit.

Nous n'avons pas revu le malade qui avait promis de se représenter à la moindre menace de récidive.

Dans ces deux cas, il y a eu guérison immédiate de l'ophtalmie sympathique au début, mais les malades n'ont pas été suivis assez longtemps pour qu'on puisse conclure à une guérison définitive.

Dans un article publié dans la *Revue médicale de l'Est* (1), M. le professeur agrégé Rohmer avait déjà publié trois cas de guérison par le procédé de Græfe :

« J'ai pour ma part, dit-il, pratiqué trois fois cette opération
« dans les circonstances suivantes :

« Dans le premier cas, il s'agit d'un garçon de quinze ans, que
« j'avais soigné trois ans auparavant pour une ulcération scrofu-
« leuse de la cornée droite avec hypopion : une hernie de l'iris
« suivit la perforation de la cornée, et consécutivement il y eut
« un vaste staphylome adhérent. Une faible partie de la cornée
« est restée adhérente en haut, et à travers la pupille, devenue
« ovalaire, l'enfant distingue encore les objets à une faible dis-
« tance. Sur la cornée gauche, est survenue, il y a quinze jours,
« une phyctène suivie de taie, située à la partie inféro-externe :
« l'ouverture pupillaire est restée bien libre. Aussi l'acuité visuelle
« est-elle à peu près normale de ce côté. Depuis quelques jours,
« l'œil droit s'est injecté, est devenu douloureux et les douleurs
« commencent à se faire sentir sur l'œil gauche. Craignant de
« compromettre l'existence et les fonctions de cet œil, je propose
« l'exentération de l'œil droit, laquelle est acceptée. L'opération
« est exécutée suivant les règles prescrites plus haut, et, dix jours
« après, le malade quitte l'hôpital avec un moignon sclérotical
« parfait et la disparition complète des phénomènes sympathi-
« ques sur l'œil gauche. »

« Le deuxième cas a trait à un homme de quarante-cinq ans
« qui, il y a trois ans, à la suite d'un traumatisme, perdit l'œil
« gauche ; on constate que la cornée de ce côté est à peu près
« totalement opacifiée et qu'il existe de vastes synéchies anté-
« rieures. Depuis quinze jours, le malade accuse de fortes dou-
« leurs dans l'œil droit, en même temps qu'une sensation de
« brouillard assez épais ; il existe une tension plus forte que sur
« l'œil gauche, l'examen ophtalmoscopique permet de constater
« un début de névrite optique. L'exentération de l'œil gauche est
« pratiquée le 18 mai 1885, la guérison de la plaie se fait très
« rapidement, et le moignon sclérotical est parfait. Mais l'œil

---

(1) *Revue médicale de l'Est*, 15 juin 1886, p. 366.

« sympathisé ne s'améliore guère, et, un mois après l'opération,
« son état est toujours le même; le malade ne s'est plus repré-
« senté depuis. »

« Dans la troisième observation, il s'agit d'une femme de trente-
« huit ans qui , plusieurs années auparavant , avait perdu
« spontanément l'œil droit. On voit sur cet œil des taies petites,
« multiples, à facettes, avec obstruction totale et complète de
« l'orifice pupillaire. L'œil est même légèrement atrophié, et la
« pression y développe une certaine sensibilité. Depuis trois
« semaines environ, l'œil gauche commence à se prendre à son
« tour, sous forme d'iritis séreuse. On essaie d'abord les moyens
« médicamenteux qui échouent absolument. L'exentération de
« l'œil sympathisant est pratiquée, et, au bout de huit à dix jours,
« l'inflammation irienne de l'œil sympathisé est complétement
« arrêtée. »

« Dans les trois cas, le résultat opératoire a été parfait, et les
« moignons ont été certainement plus beaux que ceux qu'on
« obtient par l'opération de Critchett, ou par la suture conjonc-
« tivale après énucléation du globe. »

Dans une séance récente de la Société française d'ophtalmologie, à propos d'une discussion sur le traitement de l'ophtalmie sympathique, l'exentération a été jugée sévèrement;
de Wecker a été seul à défendre cette opération qui, dit-il, permet la désinfection et le lavage du nerf optique et de ses gaînes.

Dransart de Somain, sur cinq ou six exentérations pratiquées
à sa clinique, a eu consécutivement un cas d'ophtalmie sympathique et ce résultat lui a fait rejeter le procédé de Græfe.

Galezowski est plus sévère encore : il considère cette méthode comme « détestable, n'ayant aucun avantage sérieux et
devant par conséquent disparaître de la chirurgie oculaire. »

Exaltée par les uns, repoussée par les autres, l'exentération
est de date trop récente pour pouvoir être jugée sainement.
Elle a cependant pour elle d'être une opération plus complète
que les méthodes d'ablation partielle, et d'offrir plus de sécurité au point de vue de la guérison définitive.

A l'expérience de juger si les accidents qu'on lui reproche
sont justiciables de certaines modifications à apporter dans le
manuel opératoire, et si réellement elle est digne d'être employée dans le traitement préventif de l'ophtalmie sympathique.

CINQUIÈME PARTIE

Enucléation.

En déclarant bien terrible, mais cependant quelquefois bien justifiée, la triste nécessité d'enlever un œil pour préserver son congénère, White Cooper émettait le premier l'idée d'appliquer l'énucléation au traitement de l'ophtalmie sympathique.

L'année suivante, en 1854, Pritchard de Bristol réalisa en pratique l'idée de Cooper, et, sur vingt cas traités par ce procédé, il obtint vingt guérisons. — Un tel résultat obtenu dans des circonstances où les autres traitements employés jusqu'alors restaient impuissants, devait créer à l'énucléation une large place dans la thérapeutique oculaire. Depuis longtemps déjà on avait tenté, dans certains cas de moignons douloureux, l'extirpation de l'œil ; mais, en raison de la gravité bien connue, de cette opération, on n'y avait recours que dans des cas exceptionnels. Bonnet de Lyon (1), en 1841, était venu, en créant le nouveau manuel opératoire de l'énucléation, rendre l'ablation totale de l'œil aussi bénigne que facile à exécuter. Dès lors, le traitement de Cooper réalisait les meilleures conditions de succès, et il ne lui manquait, pour entrer définitivement dans la pratique courante, que de vaincre les dernières répugnances des ophtalmologistes en effaçant jusqu'au souvenir des dangers de l'extirpation.

Pendant longtemps, il fut considéré comme la seule méthode thérapeutique applicable à l'ophtalmie sympathique ; des milliers d'yeux furent énucléés, surtout en Angleterre, et pour un

---

(1) BONNET, *Traité des sections tendineuses*. Lyon, 1841.

moment on put croire que le véritable traitement cherché depuis Wardropp était enfin trouvé.

Mais bientôt une vive réaction se fit, d'autant plus violente qu'avait été grande la tendance à l'énucléation. On accusa celle-ci de produire une mutilation qui, dans certains cas, aurait pu être épargnée au malade ; on lui reprocha de causer parfois des accidents graves ; et enfin, dans ces dernières années surtout, son action curative fut mise en conteste. Parmi les auteurs, les uns défendirent l'énucléation et ne lui ménagèrent point leur confiance ; d'autres, comme Schweigger et Manthner, s'y déclarèrent franchement opposés. De quel côté se trouve la vérité ?

Pour essayer de résoudre cette question, nous allons examiner l'opération au point de vue de ses dangers, de la mutilation qu'elle occasionne, et de son action curative dans le traitement de l'ophtalmie sympathique.

I. — Enucléation considérée au point de vue de ses dangers.

OPÉRATION. — *Manuel opératoire :* 1° Procédé de Bonnet (1):

« Les paupières étant écartées, le chirurgien soulève et divise la
« conjonctive au niveau de l'attache antérieure du muscle droit
« interne, puis charpe le tendon de ce muscle sur un crochet et le
« divise près de son insertion scléroticale, comme dans l'opération
« du strabisme. Soulevant ensuite la conjonctive parallélement à
« la circonférence de la cornée, il la divise circulairement, et,
« chemin faisant, glisse le crochet sous les tendons des autres
« muscles droits pour les soulever, puis les diviser près de la sclé-
« rotique, faisant alors attirer le globe oculaire en dehors, il glisse
« des ciseaux courbes le long de sa face interne, et ne les ouvre
« que quand ils sont arrivés à hauteur du nerf optique pour diviser
« ce dernier. L'œil se laisse alors attirer en avant, n'étant plus
« retenu que par les insertions des muscles obliques, que l'on
« divise, pour terminer l'opération.

2° Procédé de Tillaux: « Tillaux commence l'opération en divi-
« sant le tendon du droit externe ; puis, portant le globe oculaire
« dans l'adduction forcée, il va directement diviser le nerf optique

---

(1) CHRÉTIEN, *Nouveaux éléments de médecine opératoire*, 1881, p. 506.

« avec des ciseaux, luxe ensuite le globe oculaire en avant, pour
« couper de leur face profonde vers leur face superficielle les autres
« tendons de muscles moteurs de l'œil, qu'on trouve facilement à
« sa surface.

1° ACCIDENTS IMMÉDIATS. — a) *Déchirure de la conjonctive*
— qui peut se produire parfois dans le cas où des adhérences
antérieures rendent le décollement difficile — c'est un très léger
inconvénient.

b) *Section des téguments de l'angle palpébral externe.*
Dans les cas où, pour sectionner le nerf optique, on introduit
les ciseaux par le côté temporal ; accident pouvant être très
facilement évité, si l'on sectionne le nerf par la partie interne,
ce qui du reste est plus facile.

c) *Perforation du globe.* — Cet accident, déjà plus sérieux
que les précédents, peut et doit être évité quand la tension de
l'œil est normale ; quand la tension est très exagérée, dans un
œil staphylomateux, par exemple, on doit user des plus grandes
précautions pour ne pas faire éclater la coque oculaire ; quand,
au contraire, la tension est moindre, surtout quand on a affaire
à un œil vidé par suite de panophtalmie, ou à un œil atrophié, il est quelquefois assez difficile de pratiquer l'énucléation ;
n'étant pas guidé par la résistance du globe, le chirurgien risque
de faire une boutonnière à la sclérotique. C'est dans ces circonstances, croyons-nous, qu'il peut être utile de suivre le manuel
opératoire indiqué par Tillaux, bien qu'alors on fasse un peu
à l'aveugle la section du nerf optique.

Si la perforation est produite, on devra autant que possible
éviter l'évacuation complète du contenu du globe, hâter la fin
de l'opération, et, par une abondante irrigation antiseptique,
empêcher l'infection de la plaie.

d) *Ouverture de la loge postérieure.* — Cette ouverture ne
doit jamais être produite dans une énucléation régulièrement
faite : l'aponévrose de Ténon, séparant complètement le globe du
tissu cellulaire de l'orbite, même après la section du nerf
optique et des muscles, l'ouverture de la loge postérieure
n'existe que dans les cas où un coup de ciseau maladroit a

entaillé cette aponévrose ; il peut en résulter des phénomènes
inflammatoires assez graves, une cellulite de l'orbite.

ACCIDENTS CONSÉCUTIFS. — a) *Hémorrhagie.* — Il est habituellement assez facile de se rendre maître de l'hémorrhagie,
et cet accident ne prend une réelle importance que dans les cas
où le sujet est altéromateux, alcoolysé, ou hémophilique. C'est
dans ces circonstances que l'on a vu survenir exceptionnelle-
ment des complications : Galezowski (1) cite deux faits de sa
pratique personnelle où cet accident eut une issue funeste ; dans
le premier cas, il s'agissait d'un malade alcoolique au plus
haut degré ; dans le second, d'un malade diabétique. L'hémostase ne put être faite complétement ; un phlegmon orbitaire
s'ensuivit, et finalement une méningite mortelle. On peut dire
néanmoins que cette complication est d'une extrême rareté. Il
peut arriver que, plusieurs heures après l'opération, les pièces
du pansement soient légèrement tachées. Une douce compression faite au moyen d'une bande, sans rien déranger, suffira
dans la grande majorité des cas.

Cependant, comme l'hémorrhagie est un facteur avec lequel
il faut compter, on ne devra rien négliger à son égard avant
d'appliquer le pansement, on devra faire soigneusement l'hémostase par la compression directe suivie d'une irrigation
froide. La suture de la conjonctive, et surtout la suture en
bourse peut être dans certains cas un danger : si le sang
s'épanche en quantité suffisante, ne trouvant pas d'issue au
dehors, il filtrera, par pression, dans le tissu cellulaire de
l'orbite, et pourra provoquer des phénomènes inflammatoires.
C'est dans ces cas que l'on voit parfois, deux jours après
l'opération, les paupières être le siège d'une tuméfaction
énorme et d'une forte ecchymose.

Sans être absolument indispensable, cette suture contribue
néanmoins à la régularité du moignon et à la conservation des
culs-de-sac ; on aurait tort de la négliger.

---

(1) GALEZOWSKI, *Bullet. et Mémoires* de la Société française d'ophtalm.,
p. 17. Séance du 27 avril 1886.

Afin de résoudre la difficulté, M. Panas (1) fit le drainage de la cavité :

« Pour éviter l'infiltration par le sang du tissu cellulaire de la
« cavité de Ténon, on met à la partie externe de la plaie un petit
« drain en caoutchouc taillé en gouttière dans la partie qui occupe
« la cavité, parce que, à cause de son petit calibre, il pourrait se
« boucher ; le drain sort à l'extérieur près de la commissure exter-
« ne des paupières, on le fait affleurer à la peau, et l'on a soin de le
« munir d'un fil afin de pouvoir l'introduire franchement dans la
« cavité sans craindre qu'il s'y perde...... Le drainage est le point
« important et nouveau du procédé ; c'est l'application à l'énucléa-
« tion de l'œil de la méthode listérienne. »

Pour éviter les inconvénients du drain, M. Rohmer a essayé récemment à la clinique de Nancy un autre procédé : appliquant à la suture en bourse le principe de la réunion primo-secondaire, il porte le fil comme dans l'opération habituelle ; mais au lieu de serrer la suture, et d'affronter le bord libre de la conjonctive, il laisse l'ouverture béante, et ne serre le fil de catgut que le lendemain. De cette façon, si un épanchement vient à se faire dans la cavité orbitaire, le sang trouve une libre issue au dehors, et l'infiltration du tissu cellulaire est évitée. Ce procédé permet en outre, dans les cas où l'on aurait quelque raison de craindre une infection de la plaie, de faire le lendemain un nouveau lavage antiseptique de la cavité arbitraire.

M. Rohmer a essayé cette réunion primo-secondaire chez ses trois derniers opérés ; dans les trois cas, les malades n'ont ressenti aucune douleur après l'opération ; il ont pu se lever dès le lendemain matin, et n'ont présenté ni gonflement, ni ecchymose des paupières.

Ce sont là, dira-t-on, des détails bien minutieux. Mais nous croyons que quand il s'agit d'une opération pratiquée aussi fréquemment que l'énucléation, opération absolument bénigne en elle-même, mais pouvant être suivie de complications redou-

---

(1) Bettremieux, *L'énucléation du globe oculaire avec lavages antiseptiques, sutures et drainage. Archiv. d'opht.* 1885, T. V, N° 4, p. 363.

tables, on ne doit rien négliger, pas même l'emploi des petits moyens, pour en assurer le succès.

b) *Accidents inflammatoires localisés à la cavité orbitaire.* — Ces accidents se rencontrent assez rarement, et nous ne nous y arrêterons pas ; la suture de la conjonctive peut ne pas se faire par première intention ; dans ce cas, la guérison se fera attendre quelques jours de plus. De même un point de suppuration peut s'établir dans le moignon et persister pendant quelque temps. Plus graves seront les accidents inflammatoires qui envahissent le tissu cellulaire de l'orbite. Cette complication est peu fréquente, et, quand elle se produit, il ne faut pas toujours l'attribuer à l'opération. Ces accidents se rencontrent surtout dans le cas de traumatismes graves, de corps étrangers ; on a cité des cas où des grains de plomb, après avoir perforé le globe oculaire, s'étaient logés dans le tissu ambiant, et y avaient provoqué des phénomènes d'inflammation.

Il y a deux mois à peine nous avons observé à la clinique de M. Rohmer un cas analogue :

Observation XV.

(personnelle).

X... quarante ans. Blessure de l'œil droit par une paillette de fer qui a perforé la cornée au niveau de son bord externe. Vives douleurs. Globe de l'œil très ramolli. Vision nulle. — Séance tenante, on procède à l'énucléation. Pendant l'opération, au moment de la section du nerf optique, les ciseaux heurtent un corps dur solidement fixé, et, après l'ablation du bulbe, on retrouve le corps étranger, d'une longueur de 3 cent., sur une largeur de 3 mill., effilé aux deux bouts, fortement implanté dans la paroi, au niveau de l'apophye orbitaire externe.

On essaye là réunion de la conjonctive ; celle-ci réussit. Mais, huit jours après, on voit se développer un gonflement phlegmoneux de la région temporale. Il se fait un écoulement purulent par l'orbite, et, huit jours plus tard, le phlegmon temporal a disparu. S'agit-il là d'une lésion osseuse ou d'une propagation à la fosse temporale, d'une inflammation partie de l'orbite ? C'est ce qu'il a été difficile de déterminer.

Dans ce cas, bien certainement, l'énucléation n'a été pour rien dans la production de ce phlegmon ; faite à temps, comme elle l'a été, elle a même évité au malade des accidents plus graves.

MÉNINGITE APRÈS ÉNUCLÉATION

Nous arrivons maintenant à une série d'accidents beaucoup plus graves sur lesquels l'attention a été fortement attirée pendant ces dernières années : nous voulons parler des complications méningées observées à la suite de l'énucléation.

Nous avons suffisamment insisté à propos de l'exentération, sur les communications que l'on suppose exister entre les cavités crâniennes et orbitaires, pour n'avoir pas à y revenir maintenant :

La section du nerf optique, portant aussi, par conséquent, sur les gaînes qui entourent ce nerf, fait communiquer avec l'extérieur les espaces méningés, par l'intermédiaire des espaces sous-dural et intervaginal ; de là, une porte librement ouverte aux germes septiques venant du dehors. Telle est la théorie.

L'anatomie pathologique semble avoir donné raison à cette manière de voir ; dans la plupart des cas, on n'a pu constater de relation entre la collection purulente intra-crânienne et le pus de l'orbite ; quelquefois même le moignon paraissait en très bon état, tandis que l'on trouvait à l'autopsie une méningite suppurée. De plus Schreiber a constaté dans deux cas des altérations manifestes de la gaîne intervaginale, et d'autres observateurs ont pu se rendre compte du même fait. Il est donc naturel d'admettre que l'infection venue du dehors se propage directement aux méninges par l'intermédiaire des gaînes du nerf optique.

Les recherches qui, pendant ces dernières années, ont été faites sur cette question, ont été inspirées par la fréquence des cas de méningite après l'énucléation. Plusieurs observations de ces terminaisons funestes ont été publiées et ont jeté l'alarme

dans le monde des ophtalmologistes. De nombreuses statistiques ont été dressées ; encore faut-il les interpréter :

Dans une communication à la Société française d'ophtalmologie, M. Dor de Lyon (1) faisait, il y a quelques mois, la
récapitulation des cas de méningite après l'énucléation ; il
arrivait à un total de vingt-neuf cas, y compris deux observations personnelles.

Depuis longtemps déjà, on commençait à s'inquiéter de cette
propagation de l'inflammation aux méninges ; A. Græfe,
en 1863, faisait au congrès de Heidelberg la première communication à ce sujet ; Verneuil, en 1874, publiait un cas de mort
après énucléation ; Vignaux, deux cas, en 1877. En 1884,
Benron (2) publie neuf autres cas, y compris deux observations
de Græfe. Schmith, Griffith, de Wecker contribuent aussi pour
leur part à cette statistique, et Deutschmann (3) arrive à réunir
vingt-six cas. Si à cette liste nous ajoutons un cas de
M. de Wecker, les deux cas de M. Dor, une observation de
M. Chevallereau, (4) deux autres de M. Galezowski, (5) et
enfin un cas de M. Rohmer (6) de Nancy, nous aurons au complet le dossier des cas avoués de méningite.

Au premier abord, ce chiffre paraît effrayant, et l'on est tenté
de croire l'énucléation une opération très grave. Mais, en ana-
lysant les différents cas qui concourent à former cette statis-
que, on ne tarde pas à être convaincu que, pour plusieurs
d'entre eux, l'énucléation pourrait bien n'entrer que pour une
part indirecte dans la production de la méningite.

Les deux observations de Vignaux, par exemple, ont trait,
la première à une femme de cinquante-sept ans, ayant eu anté-
rieurement à l'énucléation plusieurs attaques de paralysie, la

---

(1) Dor, *Bull. et mém. de la Soc. franç. d'ophtalm.* 1886, p. 12.
(3) Benron, *Ophtalm. Review,* 1884.
(3) Bruckner et Deutschmann, *De la méningite après énucléation.
Græfe's, Archiv.* XXX-14, p. 251.
(4) Chevallereau, *Bull. et mém. de la Soc. franç. d'opht.* 1886, p. 16.
(5) Galezowski, *Bull. et mém. de la Soc. franç. d'opht.* 1886, p. 17.
(6) M. Rohmer, *loc. cit.*

deuxième à un vieillard de quatre-vingt-un ans affaibli par un érysipèle.

Dans un des cas de Smith (1), on avait fait l'ablation d'un sarcome ulcéré volumineux ; une des deux énucléations de Griffith (2) avait été faite pour un épithélioma de paupières ; celle de M. Rohmer est pour un épithélioma de l'œil ; Tay rapporte l'histoire d'un enfant de neuf ans mort de méningite ; mais les douleurs et les vomissements existaient déjà trois jours avant l'énucléation.

Enfin, dans d'autres observations, on hésite entre le diagnostie de méningite tuberculeuse et celui de méningite septique.

Il est bien évident que, dans certains cas, l'inflammation s'est propagée aux méninges ; mais si l'on compare ces quelques insuccès au grand nombre des énucléations qui ont été pratiquées, on restera convaincu de la bénignité de l'opération : dans la statistique de Vignaux, les deux cas de mort ont été constatés sur un total de trois cents malades ; MM. Dor et Galezowski ont eu chacun deux cas de méningite, le premier sur plus de trois cents, le second sur six cents opérés. Dransart de Sormain, sur six ou sept cents énucléations, n'a jamais eu d'accidents. Ces chiffres suffisent pour trouver la rareté relative de la méningite après l'énucléation, et justifient l'opinion de M. Gayet de Lyon qui considère cette opération comme vraiment insignifiante, et analogue, comme gravité, à l'extraction d'une molaire.

II. — Enucléation au point de vue de la prothèse.

Un des plus graves reproches qu'on puisse faire à l'opération de Bonnet, c'est de laisser après elle une mutilation assez grave. Certes, quand il s'agit de la sécurité du malade, le médecin ne doit se laisser influencer par aucune considération de ce genre ; mais il est souvent bien difficile de vaincre la répugnance que

---

(1) *Opht. Rev.* p. 39, Janvier 1885.
(2) Griffith, *Brit. med. J.*, décembre 1884.

cause dans le public l'idée de l'ablation totale de l'œil. Et cependant, cette ablation est souvent préférable, même au point de vue cosmétique, à la difformité produite par un œil atrophié ou staphylomateux. Elle permet en effet le port d'un œil artificiel qui, bien adapté, atténue singulièrement la mutilation et empêche l'hémi-atrophie de la face qui a été constatée dans certains cas. Le résultat est évidemment moins bon, au point de vue de la mobilité, que dans l'amputation partielle ou l'exentération ; de plus, malgré l'appareil prothétique, la paupière supérieure s'affaisse, et forme un sillon disgracieux au dessous du rebord orbitaire ; mais que sont ces inconvénients à côté des avantages énormes que présente, au point de vue curatif, l'énucléation sur les autres procédés ?

III. — Valeur de l'énucléation comme traitement de l'ophtalmie sympathique.

Considérée au point de vue de son influence sur la marche de l'affection qui a envahi le second œil, l'énucléation est très diversement appréciée par les ophtalmologistes. Ce désaccord tient évidemment à la grande variété des besoins que la sympathie peut déterminer, et à l'époque plus ou moins hâtive de l'intervention. Nous allons examiner ces différents cas.

ENUCLÉATION CURATIVE

L'action curative de l'opération est très variable, suivant qu'elle s'adresse à certaines formes d'ophtalmie sympathique ; et, à ce point de vue, on peut diviser en trois groupes les symptômes de cette affection.

Premier groupe : *irritation sympathique* (photophobie, larmoiement, blépharospasme).

Deuxième groupe : *lésions matérielles bénignes* (kératite, iritis séreuse, etc).

Troisième groupe : *lésions matérielles malignes* (iritis plastique, irido-cyclite, etc).

a) *Action curative de l'énucléation dans l'irritation sympathique*. — De l'avis de tous les auteurs, l'énucléation a ici une efficacité incontestable ; il est bien rare que les accidents ne soient pas enrayés, quand l'affection n'a pas dépassé ce stade.

Vignaux : sur un total de quarante-huit cas , la guérison complète fut obtenue dans quarante-trois cas ; trois fois l'état resta stationnaire ; il y eut deux insuccès.

Mooren : sur seize cas — seize guérisons.

Rossander : sur trente-trois cas — trente-trois guérisons.

Rheindorf : sur vingt-huit cas — vingt-sept guérisons, une aggravation.

Ces statistiques sont empruntées à la thèse de Vignaux. Il serait facile de les multiplier ; mais il est inutile d'insister sur cette question de l'efficacité de l'ènucléation dans l'irritation sympathique ; les cas d'insuccès sont cités comme de rares exceptions.

b) *Action curative de l'énucléation dans l'inflammation sympathique bénigne*. — Ici, le désaccord est plus grand ; tandis que certains auteurs accordent toute leur confiance à l'énucléation, d'autres la considèrent, non seulement comme inutile, mais comme dangereuse.

L'opération, dit Mauthner, est formellement contre indiquée dans l'iritis séreuse. De l'avis de Mooren, l'énucléation ne peut enrayer l'inflammation sympathique, même à ses débuts et peut même précipiter la catastrophe. Donders prétend que l'iritis séreuse ne peut se transformer spontanément en iritis plastique, mais que cette transformation s'est produite à la suite de l'énucléation. Enfin, Schweigger est un adversaire déclaré de l'énucléation.

A ces objections, nous répondrons par des faits qui, mieux que toutes les discussions, nous montreront la valeur de l'énucléation : Vignaux , sur quinze cas d'iritis et d'irido-cyclites séreuses, a trouvé douze guérisons ou améliorations.

Rheindorf, sur vingt-sept observations, ne cite que deux cas de cécité.

Rolland de Mont-de-Marsan, qui a cherché tous les cas de kératite sympathique publiés, a trouvé onze observations avec guérison dans tous les cas par l'énucléation.

Enfin, dans la plupart des monographies publiées sur l'ophtalmie sympathique, on trouve relatés des cas nombreux où des lésions matérielles bénignes ont été guéries par l'énucléation, et la guérison a été d'autant plus fréquente que l'intervention a été plus rapide. Si, dans un certain nombre de cas, l'amélioration n'a pas été obtenue, il ne faut pas en conclure à l'inefficacité du traitement dans tous les cas. Ces faits prouvent, de la façon la plus évidente, l'influence favorable de l'énucléation sur la marche des accidents, et, pour nier cette influence, il faudrait dire, avec Mauthner, que toutes les observations relatant des cas de guérison sont des erreurs de diagnostic.

c) *Action de l'énucléation dans les cas d'inflammation sympathique maligne.* — Nous ne trouvons plus ici cette divergence d'opinions que nous avons constatée à propos de l'inflammation bénigne.

Tous les auteurs sont malheureusement d'un accord unanime pour constater la gravité de ces lésions, leur résistance à tout traitement. Le plus souvent, la liste des observations d'iritis plastique, d'irido-cyclite maligne, n'est qu'une énumération d'insuccès. Aussi les adversaires de l'énucléation ont beau jeu et ne se font pas faute d'en montrer l'inefficacité et les dangers. Mais ici encore il faut distinguer ; l'iritis maligne, disent-ils, est une affection incurable ; donc l'énucléation est inutile.

Nous répondrons encore par des faits : Vignaux, sur seize cas d'iritis maligne ou d'iritis plastique, note six guérisons ou améliorations.

Au congrès de Cambridge en 1880, Andrew (1) citait un cas d'irido-cyclite grave guérie par l'énucléation et le traitement médical.

Galezowski cite un cas de guérison de glaucome sympathique.

---

(1) Andrew, *Ann. d'ocul.*, 1880, 2ᵉ sem. p. 243.

Rogman (1) cite également deux guérisons, la première dans un cas d'irido-choroïdite avec synéchies iridiennes presqué complètes, la deuxième dans un cas d'irido-cyclite.

Steinheim (2) cite aussi un cas d'iritis maligne guérie par l'énucléation.

Quelle que soit la rareté de ces faits, il n'en est pas moins vrai que, dans certains cas, la guérison a été obtenue.

C'en est assez pour qu'on soit en droit d'appliquer l'énucléation aux cas d'inflammation sympathique graves ; il y a tout à gagner et rien à perdre. L'œil pouvant être considéré comme définitivement perdu dans les cas de non intervention, on ne risque rien d'employer un traitement qui offre une chance de salut, si minime qu'elle soit.

Pour nous résumer, disons qu'aucune forme d'ophtalmie sympathique ne contr'indique l'énucléation. Reste à décider quel est le moment le plus propice pour intervenir. Pour ce qui est de l'irritation sympathique, l'accord est parfait : on doit énucléer le plus tôt possible pour éviter la production de lésions matérielles. Cette règle devient bien plus impérieuse encore dans les cas d'inflammation sympathique au début ; ici, le moindre retard peut donner à l'affection le temps de franchir ce stade de bénignité pendant lequel un traitement énergique a encore sur elle une certaine influence. Aussi ne devra-t-on prêter aucune attention à l'état de l'œil sympathisant : agir vite est la première condition de succès.

Il n'en est plus de même dans les cas d'ophtalmie sympathique maligne ; dans ces cas, plusieurs auteurs ont observé une aggravation des symptômes consécutive à l'énucléation, probablement par suite du traumatisme opératoire, et l'on devra attendre pour opérer que les symptômes aient perdu leur *summum* d'acuité.

Nous venons donc de faire une étude de l'énucléation au point de vue de la gravité de l'opération, de la mutilation qu'elle laisse à sa suite, et de son action curative.

----

(1) ROGMAN, *Ann. d'ocul.*, 2ᵉ semestre 1884, p. 181.
(2) *Arch. f. Augenheilk*, vol. IX, 2.

Devons-nous considérer aussi, comme nous l'avons fait pour les autres procédés, son efficacité au point de vue de la guérison définitive. Cette étude ne sera pas longue, car, bien que des milliers d'énucléations aient été faites dans des cas d'ophtalmie sympathique, on ne trouverait pas, dans toute l'histoire de cette opération, autant de faits de récidive qu'à la suite des quelques névrotomies qui ont été pratiquées.

On a cité cependant quelques cas où des altérations s'étaient manifestées dans le deuxième œil après l'énucléation du premier. Adam Frost en a cité deux cas, un en 1882, l'autre deux ans après. Dans ce dernier cas, l'œil avait été énucléé pour nue irritation sympathique trente-quatre jours après la blessure ; le cinquante-sixième jour, on constatait une iritis ponctuée. Guérison par mercure et atropine.

Bowers signale un cas d'ophtalmie sympathique dix-sept jours après l'énucléation, et Lawson publie aussi deux observations du même genre. Siméon Snell rapporte aussi une observation intéressante sous ce rapport ; une iritis survint trente-deux jours après une énucléation pratiquée pour des troubles fonctionnels onze semaines après l'accident. Guérison par atropine et mercure. Enffn, Nettleship vient de publier une série de deux cents cas sur lesquels il a constaté, chez trente sujets, le développement d'une ophtalmie sympathique après l'énucléation.

Ce résultat absolument insolite tient probablement, comme le pense l'auteur, à ce fait que, l'opération ayant été pratiquée tardivement dans tous ces cas, l'œil blessé était déjà en puissance d'ophtalmie sympathique au moment de l'énucléation.

L'affection du second œil peut encore être réveillée par une irritation constante du moignon, comme dans les cas de prothèse défectueuse. Il suffit alors d'enlever l'œil artificiel pour voir disparaître les accidents. Si le moignon reste douloureux, on peut en faire la résection comme l'ont conseillé Haskett Derby, Landesberg, Abadie, etc.

Mais on sera rarement dans la nécessité de recourir à cette seconde intervention ; dans tous les cas, en effet, où des phénomènes à distance se sont produits après l'énucléation, il est à remarquer que les accidents, contrairement à ce qui arrive d'habitude, ont cédé très facilement au traitement médical. On ne devra donc jamais négliger celui-ci ; à la moindre menace de récidive, il faudra l'imposer au malade et le lui faire continuer pendant un temps assez long.

Ce traitement médical d'ailleurs doit être le complément obligé de l'énucléation ; depuis longtemps on en a reconnu l'efficacité ; cependant, il a été beaucoup trop négligé, très probablement en raison de son inutilité, quand il est employé seul. Lawson, en 1881, dans un travail qui présente un grand intérêt, insiste longuement sur la nécessité d'un traitement médical prolongé.

Abadie (1) revint sur cette question en 1884, et montra par l'analyse de plusieurs observations que le traitement médical est parfois d'un grand secours dans les cas rebelles à l'énucléation.

En règle générale, dans tous les cas d'énucléation pour une ophtalmie sympathique déclarée, on devra prescrire un traitement complémentaire énergique : frictions mercurielles, atropine ou éserine suivant les lésions ; dans certains cas, les applications chaudes continues, compresses ou cataplasmes (Meyer, Caudron) ont produit le meilleur effet. L'œil sympathisé devra être tenu à l'abri de la lumière, et dans un état de repos absolu. Ce traitement sera surtout indispensable dans le cas d'iritis avec synéchies ; il est probable, en effet, que plus tard on devra recourir à une iridectomie optique avec ou sans extraction de cristallin et il importe avant tout que toute trace d'inflammation soit définitivement éteinte, avant qu'on puisse songer à une intervention. Certains opérateurs ne consentent à toucher au second œil qu'après un délai de plusieurs mois pendant lequel le traitement mercuriel est continué.

______

(1) ABADIE, *Arch. d'opht.*, 1884, p. 132.

ÉNUCLÉATION PRÉVENTIVE.

L'énucléation est dite préventive, quand on la pratique avant que le moindre phénomène d'ophtalmie sympathique se soit manifesté. Dès le premier début de l'énucléation, on n'avait pas tardé à reconnaître que dans bien des cas d'ophtalmie déclarée elle était inefficace, et l'on avait fait aussi cette observation que l'affection était d'autant plus facile à guérir que le traitement était institué plus tôt. Aussi sembla-t-il tout-à-fait naturel d'admettre l'utilité et même la nécessité de l'intervention comme méthode préservative. Cette indication du traitement préventif de l'ophtalmie sympathique ne fut pas établie sans soulever d'ardentes récriminations ; on objecta les dangers de l'opération ; Schweigger prouva que, sur six énucléations, on faisait au moins cinq opérations inutiles.

Malgré tout, l'énucléation préventive fut acceptée par la plupart des ophtalmologistes ; ses avantages étaient si évidents, son utilité si incontestable qu'elle s'imposa comme méthode de traitement, et Warlomont, qui avait déjà essayé, mais vainement, d'en poser les indications au congrès de Londres en 1872, les vit accepter avec enthousiasme en 1877, au congrès de Genève.

Il est évident que, par ce traitement préventif, on sacrifie bien souvent des yeux qui n'auraient [jamais été le point de départ d'accidents sympathiques ; il serait dans certains cas préférable d'attendre les symptômes de l'irritation, si l'on était sûr d'être prévenu à temps par les premiers prodrômes de l'affection.

Mais bien souvent ces prodrômes font complétement défaut, et l'ophtalmie éclate avec une telle gravité que le traitement reste inefficace ; aussi croyons-nous que l'on peut poser ainsi les indications de l'énucléation préventive : l'énucléation est indiquée dans tous les cas où un traumatisme grave a désorganisé le globe ; par l'opération immédiate, on épargne ainsi au malade les frais d'une longue suppuration.

Elle est indiquée dans tous les cas où un œil perdu pour la

vision est gênant pour le malade, soit par les douleurs dont il est le siège, soit par son aspect disgracieux, soit encore par l'obstacle qu'il met à la prothèse.

L'énucléation est formellement indiquée dans les cas où un œil perdu pour la vision est le siège d'un corps étranger.

Comprise dans cette large acception, l'énucléation préventive est destinée à rendre de grands services au malade à qui elle donnera une sécurité complète pour l'avenir, au chirurgien à qui elle évitera de se trouver aux prises avec une affection aussi grave que l'ophtalmie sympathique déclarée.

CHAPITRE IV

———

COMPARAISON DES DIFFÉRENTS TRAITEMENTS
DE L'OPHTALMIE SYMPATHIQUE

———

Maintenant que nous avons fait une étude particulière de
chacune des méthodes proposées pour le traitement de l'ophtalmie sympathique, nous possédons tous les éléments nécessaires pour faire, en connaissance de cause, la comparaison de
ces différentes méthodes.

Nous nous sommes attaché surtout à la recherche des résultats cliniques ; dans cette question, où l'empirisme domine,
nous avons fait plus de cas de l'avis d'un ophtalmologiste expérimenté ou d'un examen anatomo-pathologique, que d'une
hypothèse plus ou moins ingénieusement imaginée. Les diverses théories que l'on a émises sur la pathogénie de l'ophtalmie sympathique nous ont paru offrir une base trop mobile,
pour qu'il soit permis de les invoquer avec certitude, à l'appui
de tel ou tel traitement ; nous n'avons cependant pas négligé
de rechercher si les différents procédés concordent avec les
idées pathogéniques actuellement en faveur dans le monde
scientifique, les plus récentes étant toujours les meilleures,

Mais, dira-t-on, pourquoi ne pas faire de l'empirisme d'une
façon absolue ; rechercher, par exemple, tous les résultats cliniques obtenus par les divers traitements successivement employés, faire des statistiques, et tirer des conclusions ?

C'est là, avouons-le, le but que nous nous étions tout d'abord proposé. Mais, après avoir rassemblé un grand nombre d'observations, nous n'avons pas tardé à nous convaincre de la naïveté de cette tentative. Trop de conditions étaient à réaliser.

Sans parler de la question de temps nécessaire à ces sortes de recherches, question qui a ici son importance, étant donnée l'extrême abondance des renseignements bibliographiques, laissant aussi hors de cause la difficulté de se procurer des documents originaux, on ne tarde pas à se voir arrêté par un obstacle plus sérieux : l'impossibilité de comparer les résultats obtenus.

L'ophtalmie sympathique, en effet, est une affection essentiellement variable dans ses manifestations, relativement bénigne dans un cas, présentant, dans un autre, un caractère incontestable de malignité ; il est donc indispensable que le diagnostic soit toujours indiqué d'une façon très exacte.

Une autre condition, d'une importance considérable au point de vue du pronostic, c'est le plus ou moins de temps qui s'est écoulé depuis le début de l'affection jusqu'au moment de l'intervention.

Enfin, on connaît la fréquence des récidives qui peuvent se produire après un laps de temps indéterminé. D'où la nécessité de suivre le malade un certain temps après le résultat immédiat du traitement, pour pouvoir juger la valeur de celui-ci, au point de vue de la guérison définitive.

On voit combien une observation complète doit remplir de conditions ; la dernière surtout n'est presque jamais observée, et la plupart des résultats sont de peu de valeur, parce qu'ils sont publiés hâtivement.

Les seules observations, que l'on trouve publiées d'une façon complète dans les journaux d'ophtalmologie, sont celles qui présentent une particularité spéciale, qui, en un mot, relatent des cas anormaux, et ne peuvent servir, par conséquent, à une étude qui doit porter sur la généralité des cas. Quant aux statistiques, nous les avons trouvées, pour la plupart, très incomplètes, ou tout au moins n'ayant pas été dressées dans des conditions identiques, et c'est ce qui nous explique leur contra-diction. C'est ainsi que nous pouvons comprendre comment une statistique de Rheindorf, par exemple, signale seulement trois insuccès, sur un total de cinquante-cinq cas d'ophtalmie sympathique, traités par l'énucléation, tandis que, sur quatorze cas observés par Gunn, ce dernier ne signale que cinq guéri-sons.

En présence de ces difficultés, force a été de nous incliner, et de nous résigner à n'accorder aux statistiques qu'une impor-tance secondaire dans l'étude qui va suivre.

Nous ne nous occuperons ici que des quatre procédés qui puissent entrer en ligne de compte comme méthode générale de traitement : l'amputation du segment antérieur, la névroto-mie optico-ciliaire, l'exentération et l'énucléation.

Nous avons donc en présence quatre traitements différents, dont on a essayé l'application à une seule et même maladie ; chacun de ces traitements a ses avantages et ses inconvénients ; chacun a été exalté par les uns, dénigré à l'excès par les autres, et cette divergence d'opinions fait naître bien des hésitations quand on se trouve aux prises avec l'ophtalmie sympathique. On est naturellement tenté d'essayer d'abord le procédé le plus conservateur, quitte à recourir, en cas d'insuccès, à un autre plus radical.

Or, l'ophtalmie sympathique n'admet pas ces tâtonnements, auxquels bien des malades ont à reprocher la cécité qui les afflige. Dans cette affection, l'important est d'agir vite, et, pour agir vite, il faut être fixé d'avance sur le choix du procédé.

Notre but est de déterminer quel est ce traitement auquel le chirurgien doit accorder sa confiance, dans le triple intérêt de la sécurité de la vie du malade, de sa guérison définitive, et de ses avantages au point de vue cosmétique.

En ne consultant que les résultats bruts des statistiques sans les interpréter, on serait presque tenté de fixer ce choix sur l'amputation du segment antérieur de l'œil. Et, cependant, on a pu voir, d'après l'étude que nous en avons faite, combien ce choix eût été déplacé ; nous avons assez insisté, pour qu'il ne

soit plus nécessaire d'y revenir, sur les inconvénients de ce procédé, absolument incomplet comme méthode générale de traitement, n'ayant d'autre avantage que de permettre, dans certains
cas, une bonne prothèse.

Mieux que les statistiques, le simple bon sens et les opinions
des ophtalmologistes les plus distingués nous renseignent à ce
sujet. Nous avons vu qu'à une séance de la Société de chirurgie
de Paris, Duplay avait été le seul à élever la voix en faveur de
l'ablation partielle ; quelques années plus tard, on discutait de
nouveau à la Société française d'ophtalmologie la question si
importante du traitement de l'ophtalmie sympathique. Les opinions les plus diverses furent soutenues ; pas une seule fois, il
ne fut fait mention de l'amputation antérieure, ne fût-ce que
pour la blâmer, et, mieux que par les plus solides arguments,
l'ancienne opération de Watson fut ainsi condamnée par le
silence et l'oubli.

Restent maintenant les trois procédés de névrotomie, d'exentération et d'énucléation.

Si l'on considère avant tout la mutilation, à laquelle est
exposé le malade que l'on traite pour une ophtalmie sympathique, l'avantage restera certainement à la névrotomie. Dans
bien des cas, on pourra ainsi conserver à l'œil sa forme, son
aspect extérieur, ses mouvements ; ce résultat est d'une importance réelle, quand on a affaire à un œil en bon état apparent,
n'ayant pas été déformé par une suppuration antérieure ou par
l'atrophie. Mais le bénéfice de l'observation est-il aussi évident,
quand l'œil sympathisant est staphylomateux, ou réduit,
comme cela arrive dans la plupart des cas, à un moignon
plus ou moins atrophié ? Un tel œil est alors, outre son inutilité et ses dangers, un organe disgracieux auquel le malade
préférera de beaucoup un œil artificiel.

Et son hésitation ne sera pas longue s'il est à même de comprendre au prix de quels sacrifices on lui conserve un œil
désormais impropre à la vision : il devra subir une opération
assez grave, dont les suites seront longues, et qui, en admet-

tant qu'elle ait un bon résultat , ne lui donnera aucune sécurité pour l'avenir. Toujours sous le coup d'une nouvelle récidive, son attention sera constamment portée sur l'état de son œil sain, dont la moindre fatigue, la moindre altération sera pour lui une source continuelle de tourments.

Plus à plaindre encore seront ceux qui, par leur incurie, laisseront, en cas de rechute, s'aggraver le processus morbide, et auront recours trop tard à une thérapeutique désormais impuissante.

Aussi croyons-nous devoir poser les conclusions suivantes :

La névrotomie est une opération à rejeter complètement dans les cas d'ophtalmie sympathique déclarée.

Elle n'est indiquée que dans un seul cas : c'est quand un œil, perdu pour la vision et d'une apparence qui n'est pas trop disgracieuse, est le siège de vives douleurs (1) ; dans ce cas, la névrotomie, qui fera cesser les douleurs, tout en conservant le globe, aura son indication, surtout chez les jeunes enfants et dans la classe riche ; mais on se tiendra prêt à pratiquer l'énucléation à la moindre menace d'ophtalmie sympathique.

Si, d'ailleurs, on tient essentiellement aux avantages de la prothèse, si le malade ne peut se résigner à la perte totale de l'œil, qui empêcherait de recourir à l'opération de Græfe ? Celle-ci, tout en laissant un moignon suffisant pour imprimer quelques mouvements à un œil artificiel, supprime les parties les plus dangereuses du bulbe. On n'a pu suivre assez longtemps les malades traités par l'exentération, pour pouvoir affirmer que cette opération met complètement à l'abri de la récidive ; mais, autant qu'on en peut juger, elle doit y prédisposer bien peu ; nous l'avons vue, d'autre part, dans des cas d'ophtalmie sympathique déclarée, faire cesser les symptômes immédiats.

Aussi, nous expliquons-nous difficilement la défiance avec laquelle on envisage aujourd'hui l'exentération. Galezowski la trouve détestable et cite, à l'appui de son opinion, trois cas où des accidents inflammatoires se sont déclarés. Mais ces insuccès

____

(1) ABADIE, *Bull. et mém. de la Soc. franç. d'ophtalm.*, p. 8, 1886.

ne doivent pas, croyons-nous, être mis sur le compte de l'exentération : Richet, en opérant son malade en 1869 , avait-il employé cette antisepsie rigoureuse qui est la base de l'exentération ?

Ce qu'on reprochera avec beaucoup de raison au procédé de Græfe, c'est la nécrose de la sclérotique, qui a été signalée dans deux observations. Il est très probable que ce sphacèle, dû à une faute dans le manuel opératoire ou à une altération préexistante, pourra être évité, quand on aura une certaine expérience de cette opération.

Il n'a d'ailleurs été constaté que par un seul auteur, ce qui ne suffit pas pour contr'indiquer l'exentération, à moins qu'une série d'insuccès n'en vienne démontrer l'inefficacité.

Aussi, nous semble-t-il rationnel d'admettre que ce procédé ne doit pas disparaître entièrement de la chirurgie oculaire ; il trouvera son indication dans les cas d'irritation sympathique, quand le malade ne voudra pas se résoudre à l'énucléation.

C'est à celle-ci néanmoins que l'on devra avoir recours dans les cas d'inflammation sympathique : « Quand il s'agit d'une affection aussi grave que l'ophtalmie sympathique vraie, l'hésitation n'est pas possible ; c'est le moyen thérapeutique le plus radical, le plus sûr qui doit être adopté (1). »

Et la vérité de cette assertion est démontrée par la conduite même des partisans les plus convaincus des opérations partielles. Qu'ont-ils fait depuis Wardropp ? L'incision simple de la cornée leur ayant paru bientôt insuffisante, ils en ont pratiqué l'excision ; quelques années après, ils enlevaient l'iris et tout le corps ciliaire ; bientôt ils n'ont plus laissé que la coque scléroticale. C'est que l'expérience leur montrait les dangers d'une opération incomplète ; ils comprenaient que, moins ils laissaient dans l'orbite, plus ils avaient de chances de succès.

Aujourd'hui, même, on commence à trouver que l'énucléation, longtemps considérée comme le procédé le plus radical, n'est pas encore assez complète ; on a proposé de la parfaire par la

---

(1) ABADIE, *loc. cit.*, p. 8.

résection du moignon, et le succès a sanctionné cette tentative.

On pourra nous faire cette objection que les procédés de la méthode conservatrice ont, à leur actif, bon nombre de guérisons. Certes, notre intention n'est pas de contester les succès qui ont été obtenus dans certains cas, ni même de mettre en doute la possibilité d'obtenir, par ces opérations, une guérison définitive ; bien plus, nous dirons que, dans le cas de cessation immédiate des symptômes, nous trouvons parfaitement justifié le mot « guérison », qui termine ces observations ; mais le malade sort guéri de ses accidents sympathiques, comme sortirait guéri un tuberculeux auquel on viendrait de faire une amputation pour une tumeur blanche.

C'est qu'en effet, il faut faire intervenir ici la question des causes prédisposantes ; et, sous ce rapport, le chapitre de l'étiologie de l'ophtalmie sympathique, qui, du temps de Reclus, était encore tout entier à créer, n'a pas fait un pas depuis. On a dressé une longue liste des causes occasionnelles, mais on n'a jamais dit pourquoi un éclat de capsule, par exemple, blessant le premier œil, produisait chez un individu des accidents sympathiques, et, chez un autre, au contraire, n'était qu'une blessure inoffensive ; les corps étrangers du globe de l'œil ont été réputés, de tout temps, pour avoir le triste privilège de provoquer la sympathie ; et, cependant, on en a observé qui, logés depuis quinze ou vingt ans, dans un œil, n'avaient nullement influencé l'autre.

Pourquoi donc cette prédisposition particulière de certains individus ? Comment l'expliquer, sinon en admettant un terrain spécial, une diathèse en quelque sorte, favorisant, sous l'influence d'une cause occasionnelle quelconque, l'éclosion des accidents ?

Supprimez cette cause occasionnelle par une opération partielle, et les premières lésions qui en sont la conséquence en seront favorablement influencées ; vous pourrez guérir ainsi l'affection actuellement existante.

Mais la cause prédisposante n'en subsistera pas moins ; et le premier œil, victime déjà d'une altération précédente, qui aura diminué la résistance, pourra devenir, à la moindre occasion, le point de départ d'une nouvelle ophtalmie sympathique. Ce ne sera pas une rechute, ce sera une récidive.

C'est la raison pour laquelle on peut dire d'une manière générale, que les opérations partielles sont de mauvaises opérations.

Il n'y a, en effet, que deux moyens de prévenir ou de guérir l'affection sympathique :

Le premier, c'est d'agir sur la cause prédisposante ; nous ne pouvons l'employer, puisque cette cause nous échappe.

Le second moyen est à notre portée, et consiste à supprimer le point de départ des accidents : n'ayant rien à brûler, le feu s'éteindra de lui-même, sans causer de dégâts ; c'est le but du traitement préventif.

Si, déjà, l'incendie a pris des proportions, hâtons-nous de supprimer les matériaux qui l'alimentent, il s'éteindra de lui-même, après avoir fait plus ou moins de dégâts, selon le plus ou moins de rapidité de l'intervention ; c'est là le traitement curatif.

Et ce traitement préventif ou curatif, c'est l'énucléation. L'idéal serait évidemment l'énucléation préventive ; toute la difficulté est de la faire accepter au malade, à qui l'on fera difficilement comprendre la gravité de la situation. Nous croyons du devoir du médecin de la conseiller dans tous les cas où, le premier œil étant irrévocablement perdu, l'ophtalmie sympathique est à craindre.

Ce devoir sera plus impérieux encore, si les accidents ont déjà envahi le second œil ; dans un cas aussi grave, le médecin ne devra obéir à aucune considération cosmétique, et l'énucléation devra être pratiquée sans retard.

On peut nous poser ici deux objections : 1° en pratiquant ainsi l'énucléation hâtive, on risque de priver le malade d'un œil, qui, dans certains cas, aurait pu lui être conservé. Il est vrai que l'on rencontre parfois, en feuilletant les publications d'ophtalmologie, des cas d'ophtalmie sympathique guéris sans opération ; c'est une preuve de plus en faveur de leur rareté, car, s'ils n'étaient pas exceptionnels, on ne les publierait pas. Combien, d'autre part, voit-on de malheureux qui, faute de traitement, ou par suite d'un traitement incomplet, sont devenus aveugles ! Et, sur ce point, nous approuvons fort l'avis de de Græfe, disant qu'il faut « faire plutôt dix énucléations inutiles qu'assumer la responsabilité d'une seule cécité. »

2° La deuxième objection est moins fondée encore : l'inutilité de l'énucléation a été reconnue bien souvent, par exemple, chez des malades atteints d'irido-cyclite maligne ; dans ces cas, il faut donc proscrire cette opération. Cette objection serait d'une grande importance, s'il était facile de déterminer, à coup sûr, quels sont les cas curables et ceux qui ne le sont pas ; il est certainement des cas qui, par leur malignité, pour ainsi dire foudroyante, échappent à nos moyens d'action ; mais ces faits sont l'exception, et l'heureux effet du traitement a pu être constaté même dans des occasions très graves, presque désespérées. Quelle est la limite où la thérapeutique devient impuissante ? En ménageant ainsi notre intervention, nous risquons de laisser échapper des cas, qui, grâce à un traitement énergique, auraient été susceptibles d'amélioration. Car l'expérience a bien souvent démontré que c'est surtout au traitement de l'ophtalmie sympathique, que peut être appliquée cette devise : « *Nil desperandum.* » Il est, d'ailleurs, facile de comprendre comment ce traitement, à qui l'on doit souvent de si beaux succès, est parfois d'une désespérante inutilité : la production d'une ophtalmie sympathique est un phénomène assez complexe, qui exige : 1° l'agent migrateur, que ce soit la névrite migrante de Niedieck ou le bacille infectieux de Deutschmann ; 2° le point de départ, l'œil coupable, dit œil sympatisant ; 3° le trajet à parcourir d'un œil à un autre ; 4° le terme, c'est-à-dire l'œil sympathisé, l'œil passif.

Supposons ce deuxième œil déjà envahi par l'agent migrateur. Quel sera l'effet de l'énucléation ? Ce traitement n'aura évidemment d'autre action que de supprimer le point de départ des accidents, d'empêcher la provocation d'une nouvelle inflammation ajoutée à la première. Quant à son influence directe sur

le processus inflammatoire qui a déjà envahi la voie de transmission et le deuxième œil, elle sera nulle. Il ne guérira pas
l'affection existant déjà dans cet œil, mais il empêchera l'œil
sympathisant de s'opposer, par son irritation incessante, à une
guérison, dont la nature fera les frais, aidée par le traitement
médical, complément obligé de l'énucléation. Il ne faut donc
pas demander à cette opération plus qu'elle ne peut donner ;
comme le fait très bien remarquer Abadie, on doit bien être
persuadé de ce fait qu'elle est une condition nécessaire, mais
non pas toujours suffisante, pour assurer la guérison.

Et si, après une énucléation pratiquée aussitôt que possible,
le médecin n'a pu conserver la vue de son malade, nul ne pourra
incriminer ni le traitement ni le médecin (1). Celui-ci aura fait
tout ce qu'il pouvait faire ; lui demander plus, dans l'état actuel
de la science, serait lui demander l'impossible.

Par l'énucléation, il aura donné à son malade le plus de
chances possibles de guérison, et, ce qui n'est pas à dédaigner,
aura mis à couvert sa propre responsabilité.

---

(1) Voir à ce propos une observation intéressante : Chêne, Th. de Montpellier, 1883, n° 7, obs. VII, p. 65.

CHAPITRE V

CONCLUSIONS

I. — Le traitement médical employé seul et l'iridectomie sont des procédés absolument insuffisants et applicables seulement dans des cas exceptionnels, quand le premier œil a conservé ou pourra récupérer dans la suite une vision utile.

II. — L'amputation du segment antérieur doit être absolument rejetée.

III. — La névrotomie optico-ciliaire doit être considérée comme une mauvaise opération, en raison de sa gravité et de ses dangers au point de vue de la récidive.

IV. — L'exentération du globe offre certains avantages pour la prothèse. Son action curative immédiate a été constatée dans un certain nombre de cas d'ophtalmie sympathique déclarée, mais l'opération est entrée depuis trop peu de temps dans la pratique pour qu'on puisse juger de son efficacité au point de vue de la guérison définitive.

V. — L'énucléation est actuellement le meilleur traitement de l'ophtalmie sympathique. Son action est presque certaine dans les cas de simple irritation, inconstante dans les cas d'inflammation déclarée, le plus souvent nulle dans les cas de lésions malignes.

16.

Elle devra toujours être complétée par un traitement médical prolongé.

L'iridectomie optique ne doit être pratiquée que quand la guérison complète est assurée depuis longtemps.

VI. — L'application d'un appareil prothétique doit être retardée autant que possible.

VII. — Le traitement *préventif* doit être conseillé dans tous les cas de moignons difformes ou douloureux. Le plus beau rôle est réservé à l'énucléation *immédiate*.

Index Bibliographique [1]

1879

Badal. — Gaz. des hôp., p. 292.

Beawer. — Philad. med. and surg. Report. LXII, p. 225.

Berger. — Aertz Intelligenzbl., n° 35.

Boucheron. — Gaz. des hôp., n° 93. Compte rendu Ac. des sciences, Progrès méd., n° 34, LXXXIX, p. 647.

Brière. — Arch. d'oculist., t. 81, p. 33.

Clayes. — Ann. soc. méd. de Gand, août.

Connor (Détroit). — Lancet, may.

Crawford. — The royal ophtalm. hosp. Rep., vol. IX, Part. 3, p. 342.

Dianoux. — Journ. de méd. de l'Ouest, III, p. 41.

Dor (de Lyon). — Lyon médical, n° 13, 30 mars.

Dudon. — J. de méd. de Bordeaux, IX, p. 240.

Giraud-Teulon. — Gaz. des hôp., p. 1172.

Goldzieher. — Centralb. f. Augenheilk., déc.

Harlan. — Amer. J. of. med. sc., p. 383.

Hillavry. — Ann. d'ocul., t. 82, p. 192.

Hirschberg. — Berl. klin. Woch. 17 nov.

Keyser. — The Philadelphia med. and surg. rep,, 8 mars.

Landesberg. — The New-York med. rew., 18 oct.

Mengin. — Année médicale, Caen, 5, p. 1-12.

Redard. — Th. de Paris.

Schmidt Rimpler. — Berliner klin. Wochenschrift, n° 46.

Warlomont. — Presse méd. belge, 31, p. 409. Ann. d'ocul., 2e sem. p. 223.

Webster. — The New-York med. Rec., p. 180.

Willster. — Arch. of. med., april.

Hunter. — Glascow med. J., juillet.

---

(1) Pour les renseignements antérieurs à 1879, nous renvoyons aux bibliographies très complètes publiées dans les thèses de Vignaux (1877) et de Reclus (1878).

1880

AGNEW. — N. V. M. J., v. VII, p. 549.

ARMAIGNAC. — Jour. de méd. de Bordeaux, 79-80, IX, p. 379.

BURNETT. — Philad. med. Times, X, p. 569.

CHISOLM. — Maryland med. J., VII, p. 19.

CUIGNET. — Rec. d'ophtalm. Paris, 3e s. II.

CURY. — Toledo med. and s. journ. IV, p. 1-7.

DERBY. — Boston med. and surg. J., p. 400.

DUDON. — Journ. de méd. de Bordeaux, 79-80, t. IX, p. 240.

FANO. — Journ. d'ocul. et de chir., VIII, p. 253-258.

FOUCHER. — Union méd. du Canada, t. IX, p. 49.

GOLDZIEHER. — Med. chir. Centralbl., Wien, XV, 2, p. 14-27.

DU GOURLAY. — Ann. d'ocul. analectes ophtalm., 1re sem., p. 186.

HŒNEL. — Jahresb. d. Ges. f. Nat. und Heilk in Dresden, p. 44.

HALTENHOFF. — Bullet. de la Soc. méd. de la Suisse Normande, nov.

HIRSCHBERG et VOGLER. — Archiv. of opht., t. IX, p. 386.

HORTSMANN. — Ann. d'ocul., 1er sem.

KNAPP. — N. V. M. J., XXXI, p. 53. Arch. für Angenheilk, vol. X, chap. I, p. 14-22.

KRÉCHOW (de Moscou). — Cité dans recueil d'opht., p. 377.

KRETSCHNER. — Centralblatt für Angenheilkd, May, p. 65.

KRUCKOW. — Augenheilk, IV, p. 67-71.

LAMEL. — Tr. Minnesota, m. soc. Saint-Paul, XII, p. 101.

LANDESBERG. — Philad. med. and surg. reporter, XLII, p. 375-378.

LAWSON. — Opt. hosp rep. London, X, p. 1-9. — Arch. d'ophtalm., p. 475.

LEBER. — Arch. f. ophtalm., Band XXVI, Abh. II.

LOEBERG. — Norsk magazin f. Lagewisk, 6 R. Bd. 4, p. 303.

LUNDY. — N. Y. M. J., XXXI, p. 53.

MENGIN. — Rec. d'opht. Paris, II, p. 11-16.

MEYER. — Journ. de thérap., VII, p. 761-770.

NETTLESHIP. — Lancet, XXXI, p. 532.

NICOLINI. — Gaz. d'osp. Mliano, I, p. 780.

NORRIS. — Norsk Magazin, p. 303.

PONCET (de Cluny). — Progrès médical, n° 52.

RAYNAUT. — Thèse de Montpellier.

REDARD. — France médic., XXVIII, p. 515.

REUSS. — J. de thérap., VII, p. 654.

SANTARNECCHI VIRGINIO. — Ann. d'ocul., t. 83, 1er sem., p. 169.

SANTOS-FERNANDZ. — Cronica ophtal. de Cadiz, X, p. 41-47., et Rev. de med. et cir. pract. 22 junio, p. 596.

SCHMIDT RIMPLER. — Boston society for med. improved., 13 janvier.

SMITH. — Michig. med. News Detr., III, p. 125.

STEVENS. — Alienist. and neurot. St-Louis, I, p. 58-64.

VILA. — Clinic. Chicago, I, p. 153-163.

WARLOMONT. — Ann. d'ocul., 1er sem. p. 92, et Bullet. acad. de méd., 3e série, XIV, p. 157-160.

WILLIAMS. — Boston. med. and s. J., 73. Trans. of the amer. opht. soc., p. 161.

1881

ANDREW. — Lancet, n° 25.

BECKER. — Archiv. f. Psychiatrie, t. XII, heft I, p. 250, septembre.

BRAILEY. — Arn. d'ocul, 2e semestre 1881, p. 67. — Congrès périodique international de Londres, 7e session.

CHUFFART. — Th. de Paris.

CRITCHETT. — Ann. d'oc., 2e semestre, p. 171.

DOBROWOLSKI. — Ann. d'Oc., 2e semestre, p. 34.

GALÉZOWSKI. — Obs. communiquée à la société de chir. le 10 août.

HIRCHSBERG. — Real Encyclopædie, vol. IX.

HORTSMANN. — Deutsch medical Woch., n° 45.

KEYSER. — Med. Bull. Philad. vol. III, n° 10.

KNAPP. — Arch. f. Augenheilk, v. X, I, p. 14-22.

KNIES. — Rec. d'Opht., n° 11, nov.

KRAUSE. — Klinische Monatsbl. (supplém.) Knap's Archiv. XI, 2. —Revue générale d'opht. t. I, n° 4, p. 200.

LANDESBERG. — Méd. bull., vol. III, p. 173. — Klin. Monatsbl. f. Augenheilk, vol. XIX, Octobre.

LANDOLT. —Arch. d'opht., t. I, p. 397.

LAWSON. — Opht. hospital rep., vol. X, part. I, p. 1-10.

NETTLESHIP. — Trans. of. the klin. soc., XIII, pag. 206.

NICOLINI. —Anno. X, p. 229.

NUEL. — Art. oph. symp. du dict. encyclop., t. XVI.

OWEN. — Brit. med. j., I, p. 595.

PALMER. — Canada lancet, XIII, p. 15.

PONCET DE CLUNY. — Archiv. d'opht. française, janv. - fév., p. 120-137. Ann. d'oc., 1er sem., p. 84, et 2e sem., p. 67. — Congrès pér. internat. de Londres, 7e sess.

REDARD. — Arch. d'opht., t. I, n° 3, p. 260 et p. 248.

SAMELSOHN. — Deutsch med. Woch., n° 38.

SCHIRMER. — Eulenb. real encyc., Bd IV, p. 676.

SICHEL. — Revue d'ocul., juin, p. 193-202.

STEINHEIM. — Archiv. f. Augenheilk., vol. IX, 2, p. 43-65.

Thompson. — Philad. med. and S. report. X, p. 313.

Uhthoff. — Deutsch med., n° 33.

De Viscentis. — Giorn. delle Scienze medich., anno III, fasc. VIII, p. 844.

Webster. — New-York med. rec., XIX, n° 10, p. 258.

Woodwit. -- British med. J., 16 avril.

1882.

Ayres. — Arch. f. Augenheilk. XI, 3.

Brailey. — Intern. med. Congress. London, 7ᵉ sess. V. III, p. 35.

Bremer. — Inaug. dissert. Kœnigsberg.

Brière. — Gaz des hôp., 28 janvier 1882.

Critchett. — Ohpt. hosp. rep. X, f. 3, p. 332.

Frost. — Oph. soc. of Great Britain and Ireland. — Rev. gén. d'opht.
p. 540. — Ann. d'ocul., 1ᵉʳ sem., p. 250.

Landolt. — Boston med. and surg. J., p. 332.

Mollière (D. de Lyon). — Congr. méd. intern. de Londres, 7ᵉ sess.,
V. III, p. 122.

Nicolini. — Ann. di ophtalm., X, 4 et 5. — Rev. gén. d'opht.

Pèna. — N° 1, avril. — Ann. d'ocul., 1ᵉʳ et 2ᵉ sem.

Rava. — Ann. di ottalmologia, anno X, p. 6.

Smith. — The detr. cliniq., janv.

Wild. — Inaug. Dissert., Bâle.

1883

Amanieu. — Th. Bord.

American med. Association. Is abscission proper operation, Cleveland.
(Rev. gén. d'opht. N° 8. p. 367.)

Ayres. — Cincinnati, p. 442-451. Arch. f. Augenheilk, XII, 4.

Bell-Taylor. — Brit. med. J., p. 1231, déc.

Benson. — Opht. review., may., p. 136-141.

Bowers. — Brit. med. J., may.

Brailey. — Opt. soc. of Great Britain, déc.

Chêne. — Thèse Montpellier, N° 7.

Chisolm. — Amer. med. Association, 5-8 juin.

Critchett. — London opht. res., X, p. 222. (rev. gén. d'ocul.).

Denti. — Ann. d'ophtalm., XII, p. 555.

Dujardin. — Rec. d'opht., série III, n° 4, p. 293.

Galézowski. — Recueil d'opht., avr., série IV, n° 4, p. 217.

Gonella. — Ann. d'ophtalm., XII, p. 340.

Gruson. — Th. Lille, 51.

GUTTMANN. — Centralb. f. pract. Augen., fév., — mars, p. 53-55.

KAÇAOUROW. — Wracht., Nos 44 et 45.

KEOWN. — Brit. med. J., 3 mars.

LITTLE. — (Path. soc. of. Philad.) N. Y. M. J., V. XXXVII, N° 9. p. 244. Pensylvan· med. soc. transact., XIV, p. 163.

MASSELON. — Ann. d'ocul., T. XC, p. 23 et klin· Monatsbl. f. Augenh. XXI, p. 359.

MENGIN. — Rev. d'opht., n° 9. p. 502, et Klin. Monatsb. f. Augenh., p. 505.

MILLES (Jennings). — The ophtalm. soc. — 10 mai., Med. Times and Gaz. n° 1759.

NETTLESHIP. — Lancet, n° 25. — Med. Times and. Gaz. n° 1747.

PONCET (de Cluny). — Soc. franç. d'opht.

POWERS. — Brit. med., j.

ROSMINI. — Annali diottalm., anno XII, fasc. II, p. 174-192.

SALBATERIE. — Th. Paris.

SNELL. — Soc. of united Kingdom. The Lancet, II, n° 23, juillet.

SPAULDING. — N. Y. M. J., 28 juillet.

TAYLOR. — Brit. med. J., 22 déc.

THOMPSON. — North. Western. Lancet Saint-Paul, n° 3.

VOSSIUS. — Klin. Monatsbl., ot., T. XXI, p. 387.

WALKER. — Brit. med. J., p. 1, 22 déc.

1884

ABADIE. — Arc. d'opht., mars-avr. n° 2, p. 130-140.—Gaz. méd. de Paris, 29 nov., n° 48.

ALT. — Amer. J. of opht. V. I, n° 4, p. 28 et p. 97.

BENSON. — Glascow med. J., p. 61, janvier. — Med. Preis and circular 9 mai. — Opht. rev., III, n° 36, p. 293.

BOBONE. — Ann. d'ocul., t. XCII, p. 228, oct.-déc.

BOWMANN. — Opht. soc., V. III, p. 69.

BRAILEY. — Opht. soc. of great Britain, 10 janv. et 4 juillet.—The Lancet, n° 25. — Med. Times and Gaz. n° 1747.

CULBERSTON. — Amer. J. of opht., V. I, n° 6, p. 161.

DAUBENTON. — Thèse (Hollande), décembre.

DENTI. — Annali di otalm., anno XII, p. 555.

DEUTSCHMAN. — Græfe's Archiv. f. opht. XXX, p. 77 et 231.

DOLGENKOW. — West. opht., mars-avril, et Ann. d'ocul., 2e sem.

FRÆNKEL. — Centralb. f. pract. Augen., fév.

FROST. — Opht. soc., 3 juillet, V. III, p. 73. The Lancet, II, n° 12.

GRÆFE. — Versamml. der deutsch. Naturforscher u. Aezte Magdeburg.

Higgius. — Lancet, sept., p. 542.

Kagaourow. —·West opht., nov.-déc.

Landesberg. — N. Y. M. J., vol. XI, n° 16 (Philad. méd. soc., 17 sept.).

Lundy. — Amer. J. of opht., v. I, n° 5, p. 143.

Milles (Jennings). — Opht. soc., vol. III, p. 60.

Nettleship. — Lancet, n° 25. Med. Times and Gaz, n" 1747.

Nieden. — Centralt. f. pract. Augen., juni.

Pintaud (Désallés).—Ann. d'ocul., 2ᵉ sem., p. 270.—Rev. d'opht, série III, n° 6, p. 315.

Pooley. — Amer. J. opht., vol. I, p. 69.

Renton. — Glascow med. J., p. 61, janv.

Rogman. — Ann. d'ocul. 2ᵉ sem., p. 181. — Semaine médic., 16 oct.

Smith (Pr.). — Opht. rev., V. III, n° 31, p. 129.

Valdhauer. — Klin. Monatsbl., t. XXXII, juli, p. 243.

Valker. — The Lancet, n° 12. (Opht. soc.)

Ophtalm. soc.—The Lancet n° 3. — Discuss. of symp. ophtam. (Brailey, Hardy, Neltleship, Tay, Watson.)

1885

Abadie. — Gaz. méd. de Paris, n° 48.

E. Albini. — Gaz. delli ospitali, numéros 80, 81, 82.

Bettremieux. — Arch. d'opht., T. V., n° 4, p. 363.

Brailey. — Reflex ophtalm., med. Times, n° 1828.

Brailey. — Opht. soc., 18 janv. (Rev. gén. d'opht.)

Browne. — Opht. Rev., p. 65-72 (Ann. d'ocul., 1ᵉʳ sem.)

Caudron. — Rev. gén. d'opht., T. IV, n° 7, 31 juillet.

Deutschmann. — Græfe's Archiv., XXXI, p. 276-290.

Dujardin. — Ann. d'ocul., p. 250, et rev. clin. d'ocul., janvier, n° 1, p. 7.

Fano. —Journ. d'ocul., févr. et avril, p. 11 et 311.

Fauchart. — Th. Paris, juin 1885.

Fiske. — Amer. j. of opht., janvier, vol. II, n° 1, p. 1.

W. Fox. — Tr. of the am. opht. soc., Boston.

Gessner-Boleslas. — Varsovie.

Græfe Albr (de Halle). — Klin. Mon. f. Augen., janvier, p. 47.

J. Green. — American J. of opht., janv. 1885 et rev. gén. d'opht., T. IV, n° 9, p. 426.

Green. — Americ. j. of opht., mars-avril.

Hutchinson. — Lancet, n° 21.

Lee. — Brit. med. j., p. 397, août 1885.

W. Manz. — Klin. Monats., XXIII, mai, p. 250.

Mavel. — Th. Paris.

MULES. — Med. Times, n° 1812. — The Lancet, n° 13.

MULES. — Med. Times, n° 1828.

MULES — Centralbl. f. Augenheilkd., p. 82.

MULES. — Transact. of the opht. soc. Vol., V, p. 200.

NETTLESHIP. — Med. Times. n° 1828.

NIEDEN. — Ueber sympath. affect. Centralbl. f. prakt. Augenheilkd. nov.

NOYES. — Med. Times, n° 1828.

PENGRUEBER. — Courr. Méd., p. 399.

POWER. — Med. Times, n° 1828.

SCHWEIGGER.—Bericht über die XVI opht. Ges. Heidelberg (Rostock), 1884.
Rev. gén. d'opht., T. IV. n° 6, p. 272. Centr. f. Augenheilk, XV. 1,
p. 250.

Pr. SMITH. — Opht. review, IV, n° 4, p. 39.

SMITH. — Amer. j. of ophtalm., vol. V, n° 8, p. 254.

SMITH. — Wiener med. Presse, n° 38.

WALDHAUER. — Klinische Monatsblætter.

WATSON-SPENCER. — (West London med. chir. soc.) The Lancet, n° 2.

WATSON. — Med. Times, n° 1828.

1886

BRUCKNER et DEUTSCHMANN. — Græfe's Archiv. XXXI, 4, p. 251.

CHEVALLIER. — Thèse de Montpellier.

CHISOLM. — The med. and. surg. Report., 2 janv.

COLONNA. — Thèse de Paris, 7 juin.

DOR (de Lyon). — Ann. d'ocul., p. 202.

GALÉZOWSKI. — Fr. méd.; p. 6 et Rec. d'opht. n° 1. Rev. gén. d'opht.
T. V, n° 1, p. 32. — (Communic. à l'Acad. de médec., le 25 déc.
1885.)

R.-M. GUNN. — Roy. land. opht. hosp. Rep. vol. XI, p. 79.

HARDY. — Opht. soc., 28 janvier. (Rev. gén. d'opht. T. V, n° 5,
p. 232).

HOFFMANN. — Klinische Monatsblætter.

KNAPP. — Knapp's Archiv. XVI, 1, p. 35. (Rev. gén. d'opht. T. V.,
n° 5, p. 231).

MILLS. — London opht. hosp. Rep., vol. XI, p. 48 et Rev. gén. d'opht.
T. V., p. 3.

NETTLESHIP. — Opht. soc., 28 janv. (Rev. gén. d'opht., t. V, n° 5, p. 232.)

NETTLESHIP (L.). — Opht. soc., 11 mars. (Rev. gén. d'opht., t. V, n° 5, p. 214.)

Rohmer. — Revue méd. de l'Est, 15 juin, t. XVIII, n° 12.

Rolland. — Rec. d'opht., n° 3, p. 213 (Rev. gén. d'opht., t. V, n° 5, p. 232.)

Rolland. — Rec. d'opht. n° 3, p. 137, mars. (Rev. gén. d'opht.)

Routier. — Th. Bordeaux, 1885.

Tay. — Opht. soc., 28 janv. (Rev. gén. d'opht., t. V, n° 5, p. 232.)

Quatrième Congrès annuel, Paris 1886. — Ann. d'ocul., p. 200.

TABLE DES MATIÈRES

ERRATA

Page 25, ligne 10, au lieu de « iritis », lisez *iris*.

Page 29, ligne 30, au lieu de « Langier », lisez *Laugier*.

Page 31, ligne 30, au lieu de « Follin et Dulaz », lisez *Follin et Duplay*.

Page 54, ligne 30, au lieu de « ciseaux hémostatiques *dits* de Wecker ; mais..... », lisez « ciseaux hémostatiques, *dit* de Wecker, mais..... »

Page 87, ligne 18, au lieu de « sont insuffisantes », lisez *sont suffisantes*.

Page 96, ligne 6, au lieu de « altéromateux », lisez *athéromateux*.

Page 96, ligne 6, au lieu de « alcoolysé », lisez *alcoolisé*.

Page 97, ligne 24, au lieu de « cavité arbitraire », lisez *cavité orbitaire*.

Page 100, ligne 13, au lieu de « Benron », lisez *Benson*.

Page 102, ligne 17, au lieu de « besoins », lisez *lésions*.

www.ingramcontent.com/pod-product-compliance
Ingram Content Group UK Ltd.
Pitfield, Milton Keynes, MK11 3LW, UK
UKHW020845120726
13693UKWH00002B/820